統合失調症の心理療法

ユング心理学・精神医学・仏法からのアプローチ

前田 正

Approach

第三文明社

はじめに

統合失調症とは何か？　統合失調症の心理療法とは何か？　どのようにして統合失調症を治療できるのか？　統合失調症は治癒できるのか？　古来、精神医学や臨床心理学では、これらの問いに対する答えをずっと模索《もさく》してきました。

筆者の経歴の変遷《へんせん》も、統合失調症の診療に携わってきた道筋と密接に関係しています。医師に成りたての頃、私は大学病院の精神科で研修医として勤務していました。その時、指導医は、病棟《びょうとう》やデイケアや散歩等でなるべくたくさんの時間を統合失調者と共にし、「いっしょに遊ぶ時間を大切にするように」とアドバイスしてくれました。私は、彼らと多くの時間を共にしていっしょに生活し、同世代の親友のような（前思春期の親友＝チャム chum のような）関係になりました。この経験から、たくさんの時間をかけて共に生活すれば、統合失調者とよい関係を築けるのではないかという印象をもちました。

精神科を専門に決めてから、私は統合失調者に精神科薬物療法を始めました。薬物療法はそれなりに効果がありましたが、十分とは言えないと感じました。ある人の場合は薬物療法によって幻覚妄想《げんかくもうそう》は改善しましたが、人格レベルが低下し、無為《むい》自閉になるのを防ぐのは困難でした。また、ある人の場合は薬物療法によって精神症状がなくなった後、(薬の副作用ではない)重篤《じゅうとく》な身体疾患《しっかん》が発症するという〝症候移動〟を呈しました。

本格的に精神科医になってからは、研修医の時のように誠心誠意、生活を共にする、いわゆる〝医者を処方する〟だけではどうにもならない局面に遭遇《そうぐう》し、さまざまな治療技術を修得して実行する必要性を感じました。私は精神科社会復帰病棟に勤務し、生活臨床・生活技能訓練(SST)・心理教育に携わりました。これらの治療技術は精神科リハビリテーション治療で、社会適応の向上には効果的でしたが、十分とは言えないと感じました。症状の軽くない統合失調症者に対しては、効果は限定的でした。

ユング心理学に出会ってから、私は統合失調症の心理療法に意欲的に取り組んでいるユング派分析家たちの存在を知りました。それは、幻覚妄想をあたかも夢を解釈するように、象徴解釈的に理解しようというものでした。象徴は無意識の一番深い所、集合的無意識から送られてきたメッセージです。統合失調者は、集合的無意識に圧倒され脅《おびや》かされています。象徴の意味を知ることによって、集合的無意識との良好な関係性を作り上げ、統合失調症の心理療法を進めることができるかもしれないということでした。

また、私は東洋哲学(仏法)に出会ってから、統合失調症をより深く理解するヒントを得ることができました。仏法では、心の病の原因は、私たちの心の暗黒な部分にあるとしています。この暗黒な部分は、根本的な煩悩《ぼんのう》である、貪《むさぼ》り・怒《いか》り・愚《おろ》かとして現れます。しかし、仏法ではこの部分を単純に排除することで良しとはしません。例えば、仏法には〝地獄即仏〟という原理があります。暗黒な部分は、ネガティブ、ポジティブ両方の側面をあわせもっているのです。仏法（宇宙一切根源の法則）に基づいた時、私たちは心の全体性の中に暗黒な部分を統合し、そのネガティブな力をポジティブな力に変容させることができるといいます。ここに、統合失調症の破壊的側面を創造的（クリエイティブな）側面に変容させる可能性を期待できるかもしれません。

本書では、統合失調症を、精神医学的、ユング心理学的、仏法的側面から洞察《どうさつ》します。そして、これら三つの側面を統合した立場からの統合失調症の心理療法について考察していきます。

なお、本書の引用文の中で、原書に精神分裂病（分裂病）と記載されている部分は、読者が用語の不統一に混乱しないように、すべて統合失調症と書き直しました。

筆　者

統合失調症の心理療法——ユング心理学・精神医学・仏法からのアプローチ【目次】

［引用文について］　出典は二度目以降は（前掲『　』）で示し、直後に連続して同じ出典を示す場合は（同前）と記した。なお、筆者注は（＝　）で示した。読みやすくするため、改行やふりがなを追加した箇所や、旧かなづかいを新かなづかいに改めた箇所もある。

装幀／志摩祐子（有限会社レゾナ）
本文レイアウト／安藤　聡

第1章

統合失調症とはどのような病か？

まず最初に、筆者が過去において治療した五事例を提示します。そして、事例の精神病理を、精神医学、ユング心理学、さらに仏法の視点から検討します。なお、ここに示した事例の名前はすべて仮名です。

(1) 五人の事例

以下、治療者である筆者（セラピスト）の言葉を〈　〉で表します。

●事例1（一郎　二十歳　男性）

筆者が初めて主治医になった時、一郎は精神科病院に三回目の入院中であった。彼は妄想型統合失調症を五年間患ってきていた。幻聴《げんちょう》、妄想《もうそう》、精神運動興奮が目立っていた。

一郎は筆者に、「マクロンという名前の宇宙人が僕に、『イースロー（実在しない妄想の薬）

の注射をしてもらえ』と言うんです。漫才師が僕に、『お前と俺は馬鹿者だ』と言います」と語った。

一郎の父親は五十歳で大会社の管理職をしている。父親はしっかりした人で、一郎が家庭で興奮して暴力的になる度に、彼を制して病院に連れてきていた。母親は四十五歳の専業主婦で、神経質な人で、精神的にまいって寝込むことが時々あった。弟は十八歳の高校生である。一郎がたまに外泊する時、よく面倒をみてくれている。妹は九歳で、まだ小さいため、一郎の病気についてはあまり知らされていない。一郎の父方の伯母もまた、統合失調症を患っている。

一郎の妊娠・出産時に問題はなかった。言語発達は早く、一歳十カ月で「お花はきれいだね」とか「お外はとてもすばらしいね」などと言っていた。彼は敏感《びんかん》で大人のような口ぶりで喋《しゃべ》る子だった。彼は主に母親に育てられたが、母親になつかず、母親は弟や妹の時と違い、一郎のことを「自分の子どもだ」という実感がもてなかったという。彼が二歳の時に弟が生まれ、彼は「お化けだ！」と言って赤ん坊に大きな枕を投げつけた。現在でも、一郎は弟妹に対する嫉妬《しっと》が強い。

三歳の時、しばしば家から飛び出していなくなってしまうことを繰り返した。四歳の時に幼稚園に入園したが、先生が「みなさん座りましょう！」と言って他の子はみんな座るのに、一人だけ立ったりしていた。

小学校に入学してからは、一郎は同級生と親しくなれず、クラスの中で一人ぽつんとしていることが多かった。しばしば、ガキ大将とケンカして負かされていた。成績は中くらいだったが、教室から逃げ出していなくなってしまうことがしばしばあった。小学四年生になると勉強に集中できなくなり、特別な理由もないのに、学校にある図工作品を壊したりしていた。卒業式にも出席しようとせず、担任の先生はどう接したらよいか大変悩んでいた。

中学校に入った時は、何人か友だちもでき、それほど多くの問題は起こしていなかった。中学二年生になると不良グループに入り、夜になっても帰宅せず、店のガラスを割ってまわる等の非行が目立ってきた。そのうち、暴走族にも入るようになる。一郎は両親との間に多くの葛《かっ》藤《とう》をもっていた。中学の校長先生は両親に、「彼の行為は単なる非行ではなく、もっと重篤《じゅうとく》な何かによるものに思える」と言った。父親は、一郎の行動は単なる反社会的行為だけではなく妄想による行為ではないかと思った。中学三年生になると、彼は日中は自室に閉じこもるようになり、夜にはいつも家を飛び出してどこかへ行ってしまうようになった。

一郎は幼少期から身体的にあまり健康ではなかった。彼はしばしば鼻血を出し、風邪をひくとひどい咳をした。時々喘息《ぜんそく》発作に悩まされていた。

一郎が十五歳の時、家庭で興奮と暴力行為が激しくなり、初回の精神科病院入院になった。その時、幻聴と被害妄想もあった。三カ月入院し、抗精神病薬の薬物療法で症状は軽くなった。

退院後、家で過ごしたが、イライラしやすく、家から飛び出していってしまうことがあった。

十六歳の時、興奮と家からの逃走が激しくなり、二度目の精神科病院入院となった。入院中彼は密《ひそ》かに抗精神病薬を捨てていた。当時の彼の主治医はそれを知り、彼と話し合った。当時の主治医は薬を大幅に減量して定期的に飲むよう提案し、一郎もそれに同意した。再び彼は回復し、二カ月後に退院することができた。

退院後、一郎は伯父の経営する鉄工所で働き始めた。彼は仕事中過度に緊張し、一カ月以上仕事を続けることができなかった。その後、彼は一日中自室に閉じこもるようになり、ほどなく自閉、緘黙《かんもく》の状態となった。また彼は、非常に怒りっぽく暴力的となってきた。

十七歳の時、三度目の精神科病院入院となった。当時の主治医に一郎は、「僕は三歳の頃からずっと、対人恐怖と被害者意識に悩まされてきた」と語った。彼は、時々興奮して暴力的となり、隔離室（鍵のかかる個室）に入室して治療を受けざるをえなくなった。彼は、「他の患者が僕に意地悪するから、怒って殴ったんだ」と訴えていた。

彼は主治医に、「今まで同じ夢を何回も見てきた」と言う。今まで繰り返し見られてきた夢は以下のような内容である。

僕は、両親と海水浴に行く。両親は僕に、「海の底深くに潜れ」と言う。海の底深くに潜る

と、そこにはでっかい魚がいる。僕は、そのでっかい魚と出会う。そこで夢は終わる。

翌年、一郎の母親は大変神経質になり、彼が定期的に外泊するのは難しくなる。彼の精神症状は悪化した。彼は毎日八リットルの水を飲み、毎晩大量の尿失禁をするようになる。毎朝、看護師は、彼が尿のプールの中で寝ているのを見た。

入院三年目には、一郎の父親は仕事で大変忙しくなり、両親は彼の外泊を拒《こば》むようになる。彼は、それに大変絶望し、衝動的・暴力的となる。彼はこの頃から、たくさんの薬の名前を発明（言語新作）するようになる。彼は、主治医に次のように語った。「パラミンクル、アスピリンク、ＥＣＡＧをください。宇宙人がその薬を飲めと言うんです。なぜ先生は、統合失調症の薬を処方するんですか！　僕は、統合失調症ではなく対人恐怖症ですよ」と言っていた。

彼は大量のソースをコップに入れて一気に飲んだ。また、食事の時に、大量の醤油をごはんにかけた。

一郎は、彼の主治医に大変攻撃的、暴力的となった。彼はネガティブな母親を主治医に投影していたのであろう。

その年、筆者は、一郎の主治医となった。最初から彼は、筆者に親友のように接してきた。筆者に対してはポジティブな友だちを投影していたのであろう。彼は、以下のような妄想を語った。

「僕は偉大な人になりたい。そして、世界中の貿易会社の社長たちと友好条約を結ぶんです。僕は選ばれた人間で、この条約を締結《ていけつ》する特別な使命を託《たく》されているんです。」

「ラジオを改造したら、大変なことになってしまった。お母さんの声がラジオから聞こえるようになった。お母さんの声は、僕を非難していじめ続けるんです。」

「亀仙人がたくさんの水を飲めと命令してくるので、僕はたくさんの水を飲まざるをえないんです。亀仙人は僕に飴《あめ》をくれる。僕には彼の姿が見える。彼はギャグを言って、僕を笑わせる。」

「先生、〝覚醒剤《かくせいざい》〟をください。そうしないと、病気が悪くなるんです。〝覚醒剤〟は、僕が本当は何者かを思い出させてくれるんです。僕は、自分が誰だか分りません。自分が一郎だとは分かるけれど、そうだと感じられないんです。」

「死んだおじいさんが、煙草で根性焼きをしろと言うので、僕はそうせざるをえないんです。」

筆者が病棟《びょうとう》を訪れるたびに、彼は駆け寄ってきて、ニコニコと妄想を語るのであった。話はしばしば支離滅裂《しりめつれつ》となり、一方的に彼が話をしてくることも多かったが、筆者は彼の心を支えつつ話を聞いていた。

●事例2（花子　二十九歳　女性）

花子は、「親に殺される」「神の声によって指示される」「私が世の中の人のことを大切にしなかったので、地球は滅亡してしまい、すべての魂が業火《ごうか》に焼かれる」と訴え、救急入院となり筆者が主治医となった事例である。

彼女は、二人姉弟の第一子として生育した。高校卒業後、ヨーロッパの音楽学校に留学し、現地の学校を卒業後帰国した。その後、音楽関係の職場を転々としていた。現在は父・母と三人暮らし。父は他県で会社を経営し、自宅には不在がちである。弟は独立して一人住まいをしている。

二十五歳頃、花子は職場でイジメを受けたり、失恋をしたことをきっかけに、幻聴と被害妄想が出現して発病した。そのため精神科クリニックに通院していた。

二十九歳の夏、クリニックの薬を自分で勝手に止めてしまい、「親に殺される」「神の声が聞こえる」と言って家出し、傷だらけとなり警察に保護された。その後、秋に再び家出する。「日本はもう滅亡しますよ！」と市役所の前で訴え、警察に再び保護される。「私が世界中の人を大切にしなかったので、地球が滅亡してしまう」と自罰《じばつ》的になる。自傷《じしょう》し、飛び降り自殺をはかろうとするため、精神科病院に救急入院となる。幻聴、興奮、自傷行為が激しく、閉鎖《へいさ》病棟の保護室に入室した。入院後も落ち着かず、「親に殺される」「こわい」「助けて」と訴え続けていた。筆者は〈地球を滅亡から救い、守られた環境であなたのことも助けるために入院してゆっくりしましょう〉と伝えた。

●事例3（次郎　五十歳　男性）

次郎は、二十五歳の時に幻覚妄想状態で発病し、一年間精神科病院に入院した。その後、彼の幻覚妄想は軽症化し、長年精神科病院の外来に通院していた。その間、二度激しい症状が再燃し、約半年間の入院を二回している。彼は、警備会社、ビル工事、調理助手等の仕事に就いて細々と社会生活を営んでいた。独身で一人住まいをし、必要に応じて時々兄弟の援助を受けてきた。筆者が初めて外来で次郎と会った時、彼は妄想型統合失調症を二十五年間患っていた。

次郎は次のように訴えた。「私は、小さな警備会社で働いているが、経済的に苦しいので昼も夜も働かなくてはならない。ハードワークでとても疲れていて、夜もよく寝られないんです。何かが頭の中で爆発し、それを止められないんです。頭の中で何かがグルグル回って、気が狂ったように感じる。自分を非難する声が聞こえて、それに耐えられない。声に対して怒りを爆発させてしまう。」彼は衝動的になり興奮して、暴力的になる危険をはらんでいた。

筆者は、次郎に開放病棟に入院して休養を取ることを勧めた。入院して彼は少し良くなったが、しばらくして次のように訴えるようになった。「朝起きると、とても疲れているんです。

だれか女性入院患者が、夜私の部屋に来て、眠っている間に私をレイプして体力を消耗《しょうもう》させているに違いありません！　それで眠っても物凄《ものすご》く疲労するんです！」と。彼は怒りをあらわにした。

次郎は、昼間に病院内を散歩し、若い女性の事務職員を目にした。その後、彼はその女性職員の声が聞こえるようになる。彼は筆者に訴えた。「彼女の声が、私と結婚していっしょに住もうと言ってくるんです。私はとてもうれしいです」と。

●事例4（理香　三十歳　女性）

理香は、専門学校に通学し、同級生の男性に密かに恋心をいだいていた。彼女は恋を告白したが、すでに決まった恋人がいると言われて断られ、大変失望した。その後、彼女は不登校となり、長年自宅に一日中閉じこもり、無為《むい》に過ごしていた。

ある時母親は、彼女が針で自分の上の瞼《まぶた》を傷つけているのを発見した。母親はそれを止めようとしたが、彼女は強く拒否した。理香は母親に次のように訴えた。「私は二重瞼《ふたえ》だった。最近、瞼が膨《ふく》らんで、二重瞼が一重瞼《ひとえ》に変わってしまった。私はそれに耐えられない。私の瞼が変わってしまったので、男性たちが私のことを馬鹿にしている。それで、私は針で瞼に新しい線を作っているんだ」と。理香は母親に付き添われて、筆者の勤務する病院に訪れた。筆者の診察時も、彼女は同じことを繰り返し訴え続けた。何度診ても、現実的に彼女の瞼は二重瞼であった。筆者は彼女に、〈あなたの瞼は二重瞼だから心配しなくてよいです。瞼を傷つけないほうがいいですよ〉と言ったが、彼女は同意しなかった。彼女はこの妄想に加え、無為・自閉・感情平板化の状態にあった。

その後も理香は自身の瞼を傷つけ続け、彼女の傷は重篤になってきた。ある時、彼女は大変混乱して泣き叫びながら、母親同伴で受診し、「もう、どうしたらよいか解らない！」と訴えた。筆者は彼女に入院を勧め、精神科病院へ初回入院となった。

●事例5（太郎　十八歳　男性）

太郎は高校三年生の時に不登校傾向となり、自宅に閉じこもりがちになった。母親といっしょに家に居る日々を過ごし、三カ月の後、彼は次のように訴えるようになった。「近所の人たちが僕のことを非難する声が聞こえる。近所の人たちによって、僕の部屋に盗聴器が仕掛けられている。とても怖いのと同時に、彼らに対して怒りがこみ上げてくる」と。彼は受験勉強に集中できず、大学入試を受けられなかった。

太郎は、幻聴・被害妄想・精神運動興奮を呈していた。彼は精神科病院に入院となり、抗精神病薬による薬物療法を受けた。四カ月の入院後退院したが、無為・自閉・社会的引きこもりや、奇異な行動がみられた。

太郎は、精神科リハビリテーションを本格的に受けるために、筆者の勤務している病院に紹介されて入院となった。筆者が彼を初めて診察した時、彼は常に口を開いていて、感情は平板化していた。質問を投げかけても、「はい」「いいえ」等の一言二言を返すだけであった。看護師が起床を促《うなが》さないと、正午まで寝ている状態であった。太郎にとっては、規則正しい日常生活を送るのが簡単ではなかった。日常生活の規則化と社会復帰のための精神科リハビリテーションプログラムに、太郎は徐々に参加して行った。著明《ちょめい》な人格水準の低下にもかかわらず、彼は今すぐにでも超一流大学の入試に合格できると主張していた。

(2) 精神医学の視点から

① 統合失調症の診断基準

統合失調症の原語は、ドイツ語のSchizophrenieです。これは古代ギリシャ語に由来し、schizoは「分裂」を、phrenは「横隔膜《おうかくまく》」を意味します。横隔膜とは、胸部にある心臓や肺などの臓器と腹部にある胃や腸や肝臓などの臓器の間にある膜で、これが痙攣《けいれん》するとシャックリが止まりづらくなります。心臓は横隔膜の上にのっていて、古代ギリシャ人は心は心臓に宿ると信じていました。つまり、横隔膜とは心臓のある場所であり、「心・精神」を意味します。それゆえ、Schizophrenieとは「分裂した心（精神）の病」ということになり、日本では当初「精神分裂病」と訳されました。

ところがこの訳語が長年使われるにしたがって、偏見を伴うようになってしまいました。そのため二〇〇二年八月に日本精神神経学会は、「分裂」を統合がうまくいかない「統合失調」と見て、「精神分裂病」を「統合失調症」と名称変更することに決定しました。あたかも不治の病であるかのごとき偏見を拭《ぬぐ》い去るとともに、早期発見・早期治療で回復可能なこともあるという考えが背景にあると言えるでしょう。ちなみにドイツ語の呼称《こしょう》シゾフレニー（Schizophrenie）や英語の呼称スキゾフレニア（schizophrenia）は変わっていません。日本語の訳語が変わっただけです。

筆者は二〇〇〇年から二〇〇四年までスイスのユング研究所に留学しましたが、帰国後、以前診ていた人が「僕は統合失調症です」と自ら言ってきたのには驚きました。この頃から精神医学の分野では「統合失調症」を「高血圧症」や「糖尿病」などの身体の慢性疾患《しっかん》と同じように見て、病気をもちながらもうまく病気をコントロールして社会生活を送れるようにするという考えが主流になってきています。

例えば、「高血圧症」があっても血圧をコントロールする薬を毎日内服し、塩分を減らした食事やストレスが過重にならない生活を心がけることによって、社会生活を普通に送ることができます。ところが「自分は高血圧症ではない」と病気を否認して、薬も飲まず、気をつけた生活を送らないと、やがて脳卒中や心臓病になって麻痺《まひ》が残ったり寝たきりの末期状態になってしまう危険があります。これと同じように「統合失調症」も薬を内服しストレスが溜《た》まり過ぎないよう気をつけた生活を心がければうまくコントロールできますが、病気を否認して治療を拒否すると末期状態に進行してしまう危険があるということです。

それでは、私たちは精神医学の視点から、統合失調症をどのように理解することができるでしょうか? 精神医学的視点からの主要な診断基準は、ICD‐10(国際疾病分類第10改正)とDSM‐Ⅳ‐TR(アメリカ精神医学会による精神障害の分類第四版改定版)の二つです。

ICD‐10(一九九二)は、International Classification of Disease 10th revision(国際疾病分類第10改正)のことで、世界保健機構(WHO)による国際的に共通した疾病《しっぺい》分類です。現在、世界各国で使用されており、精神障害の分類も含まれています。

ICD‐10による統合失調症の診断基準を要約すると以下のようになります。なお、後に示される数字とアルファベットは分類のコード番号を表します(一部分、筆者が改変)。

F20 統合失調症 Schizophrenia

ⓐ思考化声(自分の考えていることが声になって聴こえる)、思考吸入(外から考えが吹き込まれる)あるいは思考奪取《だっしゅ》(自分の考えが何者かによって抜き取られてしまう)、思考伝搬《でんぱ》(自分の考えが他人に伝わってしまう)。

ⓑ支配される、影響される、あるいは抵抗できないという妄想で、身体や四肢《しし》の運動

や特定の思考、行動あるいは感覚に関するものである。それに加えて妄想知覚。
(c)患者の行動にたえず注釈を加えたり、患者のことを話し合う幻聴、あるいは身体のある部分から聞こえる他のタイプの幻聴。
(d)宗教的あるいは政治的身分、超人的力や能力などの文化的にそぐわないまったくありえない他のタイプの持続的妄想（たとえば、天候をコントロールできるとか宇宙人と交信しているなど）
(e)どのような種類であれ、持続的な幻覚が、感情症状ではない浮動性や部分的妄想あるいは持続的な支配観念を伴って生じる。あるいは数週間数カ月間毎日持続的に生じる。
(f)思考の流れに途絶《とぜつ》や挿入《そうにゅう》があるために、まとまりのない、あるいは関連性を欠いた話し方になり、言語新作がみられたりする。
(g)興奮、常同姿勢あるいはろう屈症、拒絶症、緘黙《かんもく》、および昏迷《こんめい》などの緊張病性行動。
(h)著《いちじる》しい無気力、会話の貧困、および情動的反応の鈍麻《どんま》あるいは状況へのそぐわなさなど、通常社会的引きこもりや社会的能力低下をもたらす「陰性症状」。それは抑うつや向精神薬によるものでないこと。
(i)関心喪失《そうしつ》、目標欠如《けつじょ》、無為、自己没頭《ぼっとう》、および社会的引きこもりとしてあらわれる、個人的行動のいくつかの側面の質が全般的に、著明《ちょめい》で一貫して変化する。

診断ガイドライン

統合失調症の診断のために通常必要とされるのは、上記ⓐからⓓのいずれか一つに属する症状のうち少なくとも一つの明らかな症状（十分に明らかでなければ、ふつう二つ以上）、あるいはⓔからⓗの少なくとも二つの症状が、一カ月以上、ほとんどいつも明らかに存在していなければならない。

そして、これらの症状が、身体疾患の随伴《ずいはん》症状や、覚醒剤、気分障害（躁《そう》うつ病）と関連していないことが明らかでなければならない。

統合失調症には、代表的な三つの病型（サブタイプ）があります。ICD-10を要約すると次のようになります。

F20．0　妄想型統合失調症　Paranoid schizophrenia

これは最も多い統合失調症のサブタイプである。幻覚とりわけ幻聴と妄想が日常生活の隅々《すみずみ》まで支配して、社会生活に支障をきたす。感情、意欲、会話の障害、および緊張病性症状は著明でない。最も多い妄想型の症状の例は、被害妄想、関係妄想、高貴《こうき》な生まれである、特別な使命をおびている、身体が変化したという妄想、患者を脅《おびや》かしたり患者に命令したりする幻聴、幻嗅《げんきゅう》や幻味《げんみ》、あるいは性的か他の身体感覚的な幻覚などである。発病は、以下に挙げる破瓜《はか》型や緊張型より遅い傾向にあり、二十歳代後半から三十歳代にかけて発病することが多い。

F20.1　破瓜型統合失調症　Hebephrenic schizophrenia

破瓜とは思春期という意味で、通常十五歳から二十五歳までの間に発病し、ゆるやかに進行する。この型の統合失調症は、感情の平板化と意欲障害・思考障害が顕著《けんちょ》であり、妄想や幻覚は存在するにしても顕著ではない。気分は浅薄《せんぱく》で場にそぐわず、しばしばくすくす笑い、しかめ顔、わざとらしさ、悪ふざけ、そして同じ言葉の繰り返しなどを伴っている。思考は解体しており、会話は一貫性を欠き、まとまりがない。無為、自閉、人格レベルの低下が見られる。

F20.2　緊張型統合失調症　Catatonic schizophrenia

顕著な精神運動性障害が本質的で支配的な病像《びょうぞう》であり、暴力的興奮と昏迷を極端から極端へと交替することがある。昏迷とは身体が固まって同じ姿勢を長時間とり、話しかけられても黙《だま》っている状態である。これらの緊張病性の現象は幻覚を伴っており、例えば、「上に挙げた腕を下ろすと世界が滅びるぞ！」という幻聴に支配されて腕を上に挙げたまま動かない昏迷を呈することがある。

なお、参考までにICD‐10ではこれ以外に下記のサブタイプも挙げています。

F20.3　鑑別《かんべつ》不能型統合失調症　Undifferentiated schizophrenia
F20.4　統合失調症後抑うつ　Post-schizophrenic depression
F20.5　残遺《ざんい》型統合失調症　Residual schizophrenia
F20.6　単純型統合失調症　Simple schizophrenia

一方、DSM‐Ⅳ‐TR（二〇〇〇）は、Diagnostic and Statistical Manual of Mental Disorders‐Ⅳ‐Text Revision（アメリカ精神医学会による精神障害の分類第四版改定版）であり、日本の精神医学界では最近ICD‐10よりも頻繁《ひんぱん》に用いられる傾向にあります。

その特徴は、純粋に記述的な状態像診断を目指し、診断基準が操作的判断基準として設定され、患者の評価のための多軸《たじく》評定《ひょうてい》システムがなされるところにあります。つまり、患者を精神的な病気だけでなく、身体や社会的な面も含めて総合的に捉《とら》えようとするのです。多軸評定として次の五軸があります。

Ⅰ精神疾患の病名
Ⅱパーソナリティー障害および特異的発達障害
Ⅲ身体疾患および身体状態
Ⅳ心理的社会的ストレスの強さ
Ⅴ過去一年の社会適応の最高レベル

統合失調症については、要約すると次のように記載されています。

統合失調症　schizophrenia

A. 特徴的症状：以下のうち二つ（またはそれ以上）、おのおのは、一カ月の期間（治療が成功した場合はより短い）ほとんどいつも存在：
(1) 妄想
(2) 幻覚
(3) まとまりのない会話（例：頻繁《ひんぱん》な脱線または滅裂《めつれつ》）

(4) ひどくまとまりのないまたは緊張性の行動
(5) 陰性症状、すなわち感情の平板化、思考の貧困、または意欲の欠如《けつじょ》

注：妄想が奇異《きい》なものであったり、幻聴がその者の行動や思考を逐一《ちくいち》説明するか、または二つ以上の声が互いに会話しているものであるときには、基準Aの症状を一つ満たすだけでよい。

B．社会的または職業的機能の低下

C．期間：障害の持続的な徴候が少なくとも六カ月間存在する。この六カ月の期間には、基準Aを満たす各症状（すなわち、活動期の症状）は少なくとも一カ月（または、治療が成功した場合はより短い）存在しなければならないが、前駆《ぜんく》期または残遺《ざんい》期の症状の存在する期間を含んでもよい。

統合失調症の病型　Schizophrenia Subtypes

統合失調症の病型は、評価時点での優勢な症状によって定義される。

295．10　解体型　Disorganized Type（ICD-10の破瓜型に相当）
295．20　緊張型　Catatonic Type
295．30　妄想型　Paranoid Type

295.60 残遺型 Residual Type
295.90 鑑別不能型 Undifferentiated Type

これらのＩＣＤ‐10（国際疾病分類第10改正）とＤＳＭ‐Ⅳ‐ＴＲ（アメリカ精神医学会による精神障害の分類第四版改定版）は、万人に分かりやすいということで取り上げました。臨床経験の長短にかかわらず、診断基準に基づいてある時点での症状から機械的に診断できるという点では便利で、統計をとるのにも適しています。しかし、発病してきた背景や発病までの経過、従来臨床家たちが長年臨床経験の中で培《つちか》ってきた、言葉に表しづらい部分は含んでおらず、万能ではないということを忘れてはなりません。

ユング心理学的に言えば、人間は思考、感情、直観、感覚の四つの心理機能をもっており、臨床家もこの四つの機能をフルに働かせて診断・見立てをしているのですが、上記二つの診断基準は思考のみによるもので、感情、直観、感覚が抜け落ちてしまっていると言えます。

例えば統合失調症の診断において臨床家が古くから大事にしてきた、オランダの精神医学者リュムケ（Rümuke, H.C.）が提唱した「プレコックス感」（Praecox-Gefühl）というものがあります。これは統合失調症者と接した時に受ける特有な印象のことです。具体的には、感情の硬《かた》さ、冷たさ、態度のぎこちなさ、感情疎通《そつう》性の減退、何を考えているのかうかがい知れない感じなど、統合失調症の人格全般から受ける総合的な感じです。これは、臨床家が統合失調症者に診察室・面接室で接した時に、あたかも自分が統合失調症になってしまったのではないかと感じる逆転移《ぎゃくてんい》が自動的に起こることを背景としていると山中康裕《やすひろ》は述べています。

精神疾患ではありませんが、私が外科の研修していた頃、次のような経験をしました。だれもが感染性の炎症性腫瘤《しゅりゅう》であると疑わなかった時、教授回診で患部を触診した教授が「私の長年の経験によると、これは悪性腫瘍《しゅよう》だと思うので組織検査をするように」と言い、実際検査したところ悪性腫瘍でした。教授は手で触った感覚・直観から、思考ではとらえきれない診断を下したのです。このように本当の見立てをするに当たり、「私の長年の経験によると〜」が無視できない場合がありうるのです。そうでなければ、診断・見立てはコンピューターが機械的に精密にすればよく、医師・臨床家はお役御免《やくごめん》ということになりかねません。コンピューターが及ばない職人としての領域が臨床家には今までもあり、これからも連綿《れんめん》とあり続けることでしょう。

②統合失調症の基礎障害

現在まで、多くの精神医学の先人《せんじん》たちが、統合失調症の概念を確立し、その根本となる「基礎障害」の究明《きゅうめい》に尽力《じんりょく》してきました。

エミール・クレッペリン　Emil Kraepelin

E・クレッペリンは、精神疾患全体の中から現在の統合失調症の基になる疾患を初めて分類したドイツの精神医学者です。彼はそれを「早発性痴呆《そうはつせいちほう》」（dementia praecox）と呼びました。すなわち青年期に発病し、徐々に人格レベルの低下（人格の荒廃《こうはい》）をきたしてゆき最後には痴呆のような状態になる、原因不明だがいずれは共通した脳の器質的障害が見つかるような精神疾患ということです。

この呼称は必ずしも統合失調症の全体を適切に表現しているとは言えませんが、クレッペリンの一番の貢献は、破瓜病《はか》、緊張病、そして幻聴と被害妄想に特徴づけられる妄想病を一つの疾患単位にまとめたことにあります。彼は症状の観察と記述を詳細に行い、早発性痴呆を定義しました。また、早発性痴呆を三つの病型に分け、破瓜型、緊張型、妄想型としました。後に彼は、他の精神医学者から提案された四つめの病型である単純型を受け入れています。また、持続する妄想を呈するが人格レベルの低下を伴わないパラフレニーを早発性痴呆から区別しました。

オイゲン・ブロイラー　Eugen Bleuler

「統合失調症」（Schizophrenie）という命名は、スイスの精神医学者E・ブロイラーによってなされました。クレッペリンの考えを基本に置いてはいますが、それを超えた考えを見い出しています。すなわち、この病が必ずしも青年期に発病するとは限らず、人格荒廃（痴呆）に至らないケースもあることから、早発性痴呆と命名するのは適切ではなく、精神症状の特異性をもって病名にしたほうがよいとしたのです。

ブロイラーはチューリッヒ大学精神科の教授でユング（C. G. Jung）の精神医学における師匠に当たります。彼は精神症状を、基礎障害とそれから派生した二次障害に区別し、基礎障害を共通してもつのが統合失調症であるとしました。そして、基礎障害として「連合障害」（連合弛緩《しかん》）を重視し、二次障害発生の心理機制の理解にフロイト（S. Freud）の考え方を取り入れました。彼は、それまで無味乾燥なものとされてきた統合失調者の幻覚・妄想に初めて耳を傾けた人と言えます。

私たちは思考・感情・知覚がそれなりに連合して活動していますが、それがバラバラになってしまっているのが「連合障害」です。ブロイラーは「連合障害」が何らかの脳の生理学的障害に基づいているとしました。それに対して、幻覚、妄想、自閉、興奮等他のすべての症状は、基礎障害に対して人格を防衛するために心理的に反応したことによる症状であり、心理療法的関与が可能でありうるとしたのです。彼は、統合失調症の症状はフロイトやユングの唱える無意識的動機や象徴化等の心理機制《きせい》に由来するが、疾患それ自体はおそらくクレッペリンが提唱する脳の器質的障害に由来するであろうと考えました。

ウジェーヌ・ミンコフスキー　Eugène Minkowski

E・ミンコフスキーは、ブロイラーの概念にフッサールとベルクソンの哲学を加えたフランスの精神医学者です。彼は、統合失調症の基礎障害を「現実との生ける接触の障害」であるとしました（*La Schizophrénie; Psychopathologie des Schizoides et Schizophrènes*, Desclée de Brouwer, Paris, 1927/1953〈村上仁訳『精神分裂病』みすず書房、一九五四年〉参照）。つまり、統合失調者はこの現実を生き生きと感じることができず、また、普通の人が彼らに接していても、彼らから生き生きした感じが伝わってこないということです。この現実との生ける接触は治療により再建可能であるとしていますが、具体的治療法については明らかにされていません。彼は、統合失調症における時間と空間の感覚の障害に注目しました。妄想に巻き込まれた空間はすべての物を含んで広がっていますが、時間はブロックされて現在に限定されているといいます。

ヴォルフガング・ブランケンブルク　Wolfgang Blankenburg

W・ブランケンブルクは、統合失調症の現象学を長年探究してきたドイツの精神病理学者です。彼は、統合失調症の基礎障害は、単純型統合失調症に明らかに見られるとしました。症例アンネ・ラウを詳細に検討して、統合失調症の基礎障害は「自然な自明性《じめいせい》の喪失《そうしつ》」であるという結論にたどり着きました。つまり、統合失調者には普通の人が「あたりまえとしていることが解らない」ということです。彼らは、普通の人が自然にしている行為と同じように振る舞うために、ものすごい努力を日々しなければならない状況に置かれているのです。

以下に、症例アンネ・ラウの言った言葉を引用します（*Der Verlust der natürlichen Selbstverständlichkeit*, Ferdinand Enke Verlag, Stuttgart, 1971〈木村敏・岡本進・島弘嗣訳『自明性の喪失――分裂病の現象学』みすず書房、一九七八年〉）。

（注：〈　〉は治療者であるブランケンブルクの言葉を表します。）

私に欠けているのは何なんでしょう。ほんのちょっとしたこと、ほんとにおかしなこと、大切なこと、それがなければ生きていけないようなこと……。家でお母さんと人間的にやっていけません。それだけの力がないのです。そこにいるというだけで、ただその家の人だというだけで、ほんとにそこにいあわせているのではないのです。私には指導的関係というようなものが――それがはっきりしていないと、ほかのこともできませんから……たとえばある家族とかある一人の女の人とかとの指導的関係が必要なんです。ちゃんと指導してくれる結びつきが要《い》るんです。でないと、なにもかも人工的になってしまいます。なにもかもなくしてしまわないように、いつも気をつけていなくてはならなくなったのです。生きていくということは、そのひとの（これは明らかに母親あるいはそれにかわる人のことをさしている）やりかたを信頼することです。私がそれを受け入れることができるように持って行ってくれるやりかたを信頼することです。信頼があれば、義務や責任もでてくるはずです。私にはまだ支えが必要なのだと、つくづく思います。私にはごく簡単な日常的なことがらについてもまだ支えが必要なのです。私はまだほんの子供で、まだ……自信がもてないのです。自分から自信をもつことができないのです。——私に欠けているのは、きっと自然な自明さ、ということなのでしょう。（時おり彼女は《感情の自明さ》ということばも用いていた。）

〈それはどういう意味？〉だれでも、どうふるまうかを知っているはずです。だれもが道筋を、考え方を持っています。動作とか人間らしさとか対人関係とか、そこにはすべてルールがあって、だれもがそれを守っているのです。でも私にはそのルールがまだはっきりわからないのです。私には基本が欠けていたのです。だからうまくいかなかったのです。ものごとはひとつひとつ積み重ねていくものなのですから……。私に欠けているのは、きっと、私にとってわかっていることが、ほかの人たちとのつきあいの中ででも——ごくあたりまえに——
——わかっているという点なのです。それが私にはできないんです。だから私にはぴったりこないことがたくさんあるのです。ほんとにおかしい——わからないのです。ほかの人たちはそういうことで行動しているんです。そしてだれもがともかくもそんなふうにおとなになってきたのです。考えたり、行動の仕方を決めたり、態度を決めたりするのも、それによってやっているんです……。子供をひとりでほかの人と関係なしにほっておくことはできないのです。そこには感情が、ひとりの人をもうひとりの人と結びつける感情が必要だと思います。人間が人間に――人間らしくなるためにはどうしても必要な感情が。それからいろいろな考えかたも――とても簡単なこと、一番簡単なことが大切なんです。人間って、だれでもなにかなのです。人間ってだれでも、自分がどう見えるか、育った家庭がどうだったとかこうだったとか、そんなことをうつし出しているのです。そういうことによってみんなが筋道の上を動いているんです。私は、そういったものを全部、持ちそこなってきました。私にはそういうことがいえないのです。だからその点がむつかしいのです。ただもう、生きるということ、ちゃんとした生活を送るということ、社会からはなれて、のけものにされてしまわないということが問題なのです。

〈のけもの?〉それはもう、私はのけものにされていました。自己主張ができませんでしたから、だから自殺なんてことになった……このこと、お母さんにはすっかり話しました。自己主張ができなかったから、こうなったのです。――お母さんがきびしくて、そして私を大事にしてくれたから。私はそれでいろいろのことを落っことしてしまっているのです。善とか悪とかも。わからない……。〈なにが善だとか悪だとかいうことがわからない?〉いいえ、そうじゃありません。いろいろのことを落っことしてしまっているのです。でもそれだけじゃありません。なにかが抜けているんです。でも、それが何かということをいえないんです。何がたりないのか、それの名前がわかりません。いえないんだけど、感じるんです。わからない、どういったらいいのか——悲しい、卑屈《ひくつ》な気持……。一度だってちゃんとしてついていけたことがありません。わからないけど、どういっても同じことです。どういえばよいのでしょう……簡単なことなのです……わからないけど、わかるとかいうことではないんです、実際そうなんですから……どんな子供でもわかることなんです。ふつうならあたりまえのこととして身につけていること、それを私はどうしてもちゃんということができません。ただ感じるんです……わからないけど……感じのようなもの……わかりません。なにもかもやりなおしです……きっとそうです。それは文句なしに必要なんです。家庭がなければ、そして指導が……両親の指導がなければだめなんです。親がちゃんとやってみせて、いろんなことにぶつかって、自分で正しい道を見つけて、理解できるようになって……私はそれをしませんでした。なにもかもいいかげんだったのです。理解するということも。いまになってやっとそれに気づいたんです。

症例アンネ・ラウの生の声から、自然な自明性の喪失という基礎障害がいかに彼女を苦しめ、他の人と共に生きる「共人間的世界」からの疎外《そがい》を深め、自殺に追いやるほどつらい体験であるかが、うかがわれます。

ここで、冒頭に挙げた五事例の症状を、基礎障害という視点から、精神医学的に検討してみることにしましょう。

一郎（**事例1**）には妄想と幻聴、時には亀仙人の幻視《げんし》までも認められました。彼の会話はしばしば支離滅裂で、言葉のサラダという様相を呈していました。一郎の思考・感情・行動はバラバラで、彼の基礎障害はブロイラーの言う「連合障害」です。妄想の薬である〝覚醒剤〟は、連合障害でバラバラになった状態から、なんとか自分というまとまりを取り戻し、「自分が本当は何者か」を思い出そうと覚醒する必死の試みであると言えるでしょう。

花子（**事例2**）には幻聴、被害妄想、興奮、自傷行為が認められました。彼女の現実生活は、音楽関係の仕事を転々として定まらず、実家に戻り不本意な生活をしています。職場でのイジメ・失恋といった現実生活への失望も加わり、現実に生き生きとした充実感を失っています。現実との生きた接触の喪失から、「地球は滅亡してしまいすべての魂が業火に焼かれる」という世界没落体験を生じています。そして、「私が世の中の人のことを大切にしなかったから」

とその原因を自分に帰し、自罰的となり自傷行為に至っています。花子の基礎障害はミンコフスキーの言う「現実との生ける接触の障害」です。

一郎も花子も基礎障害に脅かされ、それに対する防衛からさまざまな妄想体系を作り上げているのです。

次郎（事例3）には妄想、非現実的思考が見られました。彼は、若い女子病院職員が自分と同棲したがっていると主張しました。この症状は、現実との生ける接触を失っていることへの補償と考えられるでしょう。次郎の基礎障害は「現実との生ける接触の障害」（ミンコフスキー）です。

理香（事例4）には妄想、無為、自閉がありました。彼女は、自分自身の瞼の自然な状態が受け入れられませんでした。無為のために、日常生活のあらゆることをするのに時間がかかっていました。理香の基礎障害は「自然な自明性の喪失」（ブランケンブルク）です。彼女は、自身の自明性を象徴する二重瞼に執着していると言えるでしょう。

太郎（事例5）は妄想、幻聴、無為、非現実的思考を呈していました。彼は、自分が今すぐにでも超一流大学の入試に合格できると主張しました。しかし、客観的には、それはまったく不可能でした。この主張は、現実との生きた接触を失っていることの補償でしょう。太郎の基礎障害は「現実との生ける接触の障害」（ミンコフスキー）です。

(3) ユング心理学の視点から

①ユング心理学の基礎概念

初めにユング心理学の基礎的概念について説明しておきます。

ユング心理学では、心の構造を表層から深層にかけて「意識」「個人的無意識」「集合的無意識」の三層に分類します。そして意識の中心を「自我（エゴ）」と呼び、意識と無意識をすべて含めた心全体の中心を「セルフ（自己）」と呼んで「本来の自分自身」としました。

意識はふだん私たちが意識して生活している部分です。その下に無意識の広大な層が広がっています。意識のすぐ下には個人的無意識の層があり、ここには過去の体験で忘れ去ってしまったことや葛藤に満ちた経験で抑圧してしまったことが渦巻いています。「コンプレックス」もこの層にあります。

さらに深いところには集合的無意識の層があります。これはすべての人類に共通して時間と空間を超えて存在している部分であり、その一部分が古代の神話、昔話、宗教書に現れてきます。集合的無意識の一部分が人格化してさまざまな型となったものが「元型《げんけい》」です。元型はコンプレックスの核にもなっています。

代表的元型には次のようなものがあります。ふだん私たちが意識しているのとはまったく反対の部分が「シャドー（影）」です。シャドーは集合的無意識と個人的無意識の両方にまたがって存在する元型です。心の深い所にある女性性が「アニマ」、心の深い所にある男性性が「アニムス」です。心の深層にある大いなる母親が「グレートマザー（太母）」、心の深層にいて大いなる英知を授けてくれる仙人のような老人が「老賢者《ろうけんじゃ》」です。老賢者は大いなる父親とも言えるでしょう。他に、すべてを破壊し新しいものを作り上げる悪戯者《いたづらもの》である「トリックスター」の元型もあります。これ以外にもさまざまな元型があり、時には新たな元型が生成してくることもありえます。

父親元型から心の警察機能・良心である、フロイト派の精神分析でいう「超自我」が発達してきます。また、集合的無意識の層ですべての人類・生物・環境は繋《つな》がっているので、まれに意味のある偶然の一致である「共時性」の現象が起こることがあります。例えば、仲のよい兄弟が遠く離れて住んでいて、一方が死の危機に曝《さら》された時、もう一方の兄弟がまったくそれを知らないのにもかかわらず、相手の危機的状況を夢に見るというようなことが起こりえます。

自然界は因果の法則と共時性の法則で成り立っています。元型が発現してある人に作用する時は、共時性の原理に基づいて現れてきますが、これを「布置《ふち》」と呼びます。人は自覚するしないにかかわらず、一生の間、自我を超えた本来の自分自身であるセルフに成るべく、自我からセルフに向かって人生を歩んでいくのですが、この過程を「個性化の過程」〈自己実現の過程〉といいます。ユング心理学においては心の病を個性化過程の視点から見ていき、人生の今・この時点でこの病が起こった意味は何かという布置を読み解こうとします。

②ユング心理学から見た統合失調症

ユング心理学の視点を踏まえた上で、以下に論を展開していきます。

イタリア生まれのアメリカの精神科医シルヴァーノ・アリエッティ Silvano Arieti は、統合失調症を解明するためのユングの重大な貢献を次のようにまとめています〈*Interpretation of Schizophrenia second edition*, Granada Publishing Limited, London, 1974〈殿村忠彦・笠原嘉監訳『精神分裂病の解釈Ⅰ・Ⅱ』みすず書房、一九九五年〉参照〉。

1．彼（＝ユング）は精神分析の概念を統合失調症に充分に適用した最初の人であった。彼はこの病態の自律的コンプレックスの存在を記述し、情動性がコンプレックスの力であると考えた。

2. 彼は、統合失調者において中枢《ちゅうすう》神経系が心身相関的に関与する可能性をみてとった最初の人であった。もっとも、彼はこうした言葉を使って、その概念を定式化しなかった。

3. 彼は統合失調症者の基本的なパーソナリティーの記述を試み、それを内向型として、外向型と考えたヒステリー者のパーソナリティーと対照させた。

4. 彼は集合的無意識の理論を発展させた。彼によれば、統合失調症の多くの症状は、われわれの集合的無意識に沈積《ちんせき》している元型の再生である。

5. 彼は、統合失調症を異常に強い無意識に起因するものと考え、並はずれて先祖がえりしやすいので現代の生活に適応できないのだと考えた。

ユングは、統合失調症を自我意識が集合的無意識に飲み込まれている状態と考えました。彼は、脳器質的病因と心因を統合しました。ユングの人生が進むにつれ、彼は心因により重きを置くようになっていきました。

ユングは次のように述べています。

私の視点では、早発性痴呆（＝統合失調症）のほとんどの症例は、心理的葛藤をもたらす先天的素因に突き動かされているが、その葛藤は本質的には病的でなく普通の人間的体験で

ある。この素因によって異常に過敏になるので、彼らの葛藤は、正常な葛藤と情動の強さにおいてのみ異なる。この強烈さのために、葛藤は個人の他の精神的能力の総《すべ》ての限界を超えてしまっている。故に、気晴らし・理性・自己コントロールといった通常の方法では対処することができない。そして狂気に導く圧倒的に強大な葛藤を免れることは不可能になってしまっている。（*The Collected Works of C.G.Jung Vol. 3*, Princeton University Press, Princeton〈以下、CW3等と表記〉pp.480〈四八〇ページ〉筆者訳）

神経症の場合でさえも、あらゆるコンプレックスは、より高次の心的構造に組み込まれるか、最悪でも解離して自我と共存することによって正常化する傾向がある。しかし統合失調症においては、コンプレックスは太古的《たいこてき》であるのみならず、混沌とした混乱状態になっている。それは、大多数の夢がそうであるように、孤立し、バラバラで、了解不能な状態に留まっている。夢のこのような特性は睡眠状態であることによる。一方、統合失調症においては特異的毒素の存在を仮定しなければならない。この毒素は特に強烈な情動によって生じ、特殊な作用をすると想像される。それは、感覚機能や身体的運動を障害するのではなく、病的コンプレックスの周辺でのみ作用し、〈心的水準の低下〉によって心の連合機能を原始的レベルにまで落としめ、分解させてしまうのである。（CW3：pp.581）

ユングは、集合的無意識が自我意識に侵入する二つの場合を指摘し、これに基づいて、統合失調症を二つのグループに分類しました。

ユングはこう書いています。

統合失調症においては、正常な意識が尋常でない強さの無意識に直面させられているのであろう。また、患者の意識がとても弱いが故に、無意識の素材の侵入を制することができないのであろう。臨床の実際において、私は統合失調症の二つのグループを認める。一つは意識が弱すぎるグループであり、もう一つは無意識が強すぎるグループである。（CW3：pp.531）

ユングは、統合失調症の幻覚・妄想と夢の類似性を指摘しました。夢は健常者の見る狂気であり、狂気は健常な意識に置き換わった夢であると言います。

彼は次のように述べています。

私はちょうど、（統合失調症の）主要症状はいかなる種類の機能障害とも類似していないように思えると述べた。しかし、私は夢という現象に言及するのを除外していた。夢は重大な破局に似た像を作り出しうる。夢は個人的解体のすべての段階を示すことができる。それで、夢見手は健常な狂気であるとか、狂気は健常な意識の元へ返された夢であると、誇張ではなく言える。狂気は現実と化してしまった夢であると言うことは、譬え話ではない。もちろん、一方は通常睡眠状態で出現し、もう一方は覚醒した意識状態をひっくり返すというある程度の相違はあるが、夢と統合失調症の現象学はほとんど同一である。（CW３：pp.523）

この点から、我々は次のように結論できよう。すなわち、統合失調症の心は、太古的でビッグドリーム（神のお告げのような夢）のすべての性質をもつ――別の言葉で言うと、原始的文化の魔法の儀式において重要なヌミナスな性質（神に触れた時の戦慄《せんりつ》するような性質）を有しているということである。（CW３：pp.528）

このように、ユング心理学の視点から見ると、私たちは、統合失調症の諸症状（幻覚・妄想など）の真の意味を、あたかも夢を分析するように、象徴解釈を用いて理解することができると言えるでしょう。

それではユング心理学の視点から象徴解釈的に、先ほどの五事例をどう理解できるかについて考察してみましょう。

一郎（事例1）は、以前から繰り返し同じ夢を見ていました。この夢は、「彼の両親が海の深い底に潜るよう言い、そこで彼はでっかい魚に出会う」という内容です。ここに出てきた両親は、現実の父母を超えた心の中にある父なるもの・母なるものの元型です。海は無意識を象徴し、海の深い底は無意識の一番深層、すなわち集合的無意識の領域です。でっかい魚は、一般には人を呑《の》み込む巨大魚として聖書のヨナや童話のピノキオやポリネシア神話にもしばしば登場する、ネガティブなグレートマザーです。しかし、ここではそれをさらに超えてセルフ（自己）を象徴しています。セルフの象徴は、キリスト、神、仏、太陽などとして現れますが、魚はキリストの象徴でもありセルフに通じます。すなわちこの夢は、「母と父の元型を通して、一郎が集合的無意識の領域に降りていき、そこでセルフに出会った」ことを意味しています。

しかし、夢はいつもここで終わってしまっており、一郎はセルフとよい関係性をもてていません。彼の自我が、いかなるセルフとの関係性をもつかが重要です。セルフの象徴である太陽との同一化のイメージが喚起された後、統合失調症が顕在発症することも臨床場面で時々見られます。以前から繰り返し見られてきた夢は、夢見手《ゆめみて》の人生の重要なテーマを示唆《しさ》しています。彼は人生において、集合的無意識に呑み込まれる危険性に曝されていたと言えます。

また一郎は、「自分がラジオを改造したところ、ラジオから母親の声が聞こえてきて、自分を非難し責めさいなむようになった」という妄想を語っています。この妄想は、彼の個人的な母親との関係を通して、ネガティブなグレートマザーが布置されていることを示しています。一郎は、亀仙人と宇宙人の幻聴に悩まされています。亀はグレートマザーの象徴であり、亀仙人は老賢女の性格をもっているとも言えます。実際、亀仙人の幻聴は時々、彼を助けてくれることもあるようです。また、宇宙人は集合的影（シャドー）の象徴です。彼は集合的影である宇宙人の幻聴に大いに悩まされています。シャドーは個人的なものとそれを超えた集合的なものがあり、統合失調症者においては集合的なものが深く関与しています。統合失調症は、個人を超えた集合的無意識の病なのです。

一郎はさまざまな名前の薬を妄想で発明しています。薬や病院は癒《いや》し・救済の象徴であり、彼が必死に救済を求めていることがうかがわれます。彼は他に、「世界中の貿易会社の社長と友好条約を結ぶ」という妄想も訴えています。統合失調症では、良好な「私-あなた」関係が失われていると武野俊弥《たけのしゅんや》（後述）は述べていますが、この妄想は、彼が他者との失われた良好な関係性を取り戻そうともがいていることを示しています。

一郎は、毎晩大量の尿失禁《にょうしっきん》をして、朝には尿のプールの中で寝ています。これは、胎内《たいない》の羊水《ようすい》に浸った安全で快適な環境に戻りたいという、彼の秘められた願望を表しています。深く退行し、グレートマザーのポジティブな側面を喚起《かんき》することを無意識的に望んでいるのでしょう。

彼は、煙草で根性焼きをして手の甲《こう》を何か所も焼いています。火傷の痛みを感じる瞬間においてのみ、彼は生き生きとした現実に戻ってこられるのでしょうか。病理レベルとしては違いがありますが、思春期の心の病をかかえる人たちが、リストカットの痛みと血を見た瞬間のみ生きている実感が得られると語っていることが思い出されます。また、火は意識化を意味します。無意識の世界であるあの世にいる亡き祖父が、火によって意識の現実世界に戻ってくるよう一郎に命令しています。

一郎は、〝覚醒剤〟を欲しがっています。この覚醒剤はいわゆる麻薬ではなく、彼の作り出した妄想の薬の一つです。覚醒もまた、意識化を意味します。〝覚醒剤〟によって、彼は無意識の混沌とした世界から意識の世界に戻ってこようとしているのです。

人の個性化の過程は、典型的にはシャドーとの直面・統合から始まり、アニマとアニムスとの直面・統合を経て、グレートマザー・老賢者との直面・統合に至り、最終的にセルフに限りなく近づいていくという道筋があります。セルフにアプローチするためには、その前段階として、グレートマザーやシャドーの問題がある程度解決される必要があります。

ユング心理学の視点から見ると、一郎の根本的精神病理は、ネガティブなグレートマザーに大変苦悩しており、セルフと良好な関係性がもてないということです。

花子（事例2）の一番の悩みごとは、「地球が滅亡すること」と「親に殺されること」です。現実の社会生活に敗れ、不本意な実家での生活をしている彼女にとって、自立した大人になることが課題となっている状況にあります。古い世界の滅亡と新しい大人の世界への移行がテーマになっているのです。すなわち、現在の彼女は、元型的な親の手による象徴的な解体を通して、子どもとしての古い自分が死に、大人としての新しい自分に生まれ変わる、死と再生のイニシエーション（通過儀礼）過程にあると言えます。幻覚妄想の中に現れてきた、彼女を殺す恐ろしい両親のイメージは、現実の父母ではなく元型的な父母です。

ユング心理学的に見ると、花子の根本的精神病理は、ネガティブな父母元型に大変苦悩しているということですが、この父母元型は大人へのイニシエーションを彼女にもたらすポジティブな面を同時に兼ね備えていると言えます。もともと元型はポジティブな側面とネガティブな側面の両方をもっており、一時的にネガティブな部分のみが肥大していても、ポジティブな部分を取り戻しネガティブな部分と調和・統合して本来の自然な心の流れを取り戻すことが大切になってくると言えるでしょう。

次郎（事例3）の根本的精神病理は、アニマとの悪い関係性です。これには彼の長年の独身生活が影響しているところもあるかもしれません。彼はネガティブなアニマに悩まされていいます。彼は、女性入院患者にレイプされるという妄想をもっています。このことは、彼がネガティブなアニマに侵入され、大変混乱していることを示しています。一方、彼には若い女子職員が結婚したいと言ってくる幻聴があります。この症状は、アニマのポジティブな側面を見い出し、アニマと良好な関係性を築こうとする、彼の必死の試みを表しています。本来アニマに特徴的なエロス原理とは、対立物の間に橋を架《か》ける機能なのです。

理香（事例4）の根本的精神病理は、ネガティブなアニムスに困惑させられていることです。彼女には、二重瞼が一重瞼に変わってしまったという妄想があります。これは、彼女のペルソナが壊れ、自我が崩壊しつつあることを示しています。彼女は失恋してから、このような妄想をもつようになっています。彼女はネガティブなアニムスの非難に曝されているのです。彼女の妄想はまた、彼女が偽りの眼に困惑させられていることを象徴しているとも言えるでしょう。

太郎（事例5）の根本的精神病理は、ネガティブなグレートマザーに呑み込まれていることです。彼はそれからなんとか独立しようと試みてもいます。超一流大学の入試に合格できるという彼の非現実的欲望は、大学生というペルソナを作ることで脆弱《ぜいじゃく》な自我を強化しようとする必死の試みを象徴しています。彼には、近所の人たちに悪口を言われ、盗聴器を仕掛けられているという妄想があります。この妄想は、彼の脆弱な自我境界が破壊され、近所の人たちの非難に彼の内面が曝されていることを示しています。

(4) 仏法の視点から

①病の起こる原因

インドの大乗仏教の論師である竜樹《りゅうじゅ》(一五〇〜二五〇頃)は『大智度論《だいちどろん》』において、すべての病気を次のように分類しています。

先業《せんごう》の病《やまい》
今世《こんぜ》の病
　身病　内病(四百四病・飲食不節制等を誘因とする)
　　　　外病《げびょう》(外傷・寒熱等による)
　心病　狂(精神病)
　　　　乱(神経症等)

心病に竜樹はすべての心の病を含めています。そして、心の病の原因を、貪《むさぼり》・瞋《いかり》・癡《おろか》等の煩《ぼん》悩《のう》にあるとしています。

『大智度論』には次のように述べられています（鳩摩羅什《くまらじゅう》訳405〈真野正順訳『大智度論　国訳一切経』大東出版社、一九三五年〉）。

病に二種あり。（一には）先世《せんぜ》の行業《ぎょうごう》の報《むく》ひの故《ゆえ》に種種の病を得、（二には）今世《こんぜ》に冷熱の風發《おこ》るが故に亦《また》種種の病を得。今世の病に二種あり。一には内病。五臓調《ととの》はず、結堅《けっけん》・宿疹《しゅくじん》なり。二には外病。奔車《ほんしゃ》し逸馬《いつば》して搥厭墜落《ついおんついらく》し、兵刀《ひょうとう》・刀杖《とうじょう》などの種種の諸病あり。（『大智度論』巻八）

二種の病あり。一には外の因縁《いんねん》の病、二には内の因縁の病なり。外とは、寒熱・飢渇《けかつ》・兵刀・刀杖・墜落・搥厭なり。内とは、飲食《おんじき》を節せず、臥起《がき》の常なきの四百四病なり。是《かく》の如《ごと》き等の種種を名《なづ》けて内病と為《な》す。此《かく》の如きの二病は、身にあれば皆苦なり。（『大智度論』巻十）

先業の病は遺伝子疾患等、今世の病のうち外病は外傷や外科的疾患、内病は内科的疾患と考えれば、一応現代医学的に理解できるでしょう。しかし、仏法における病のとらえ方は、より深いものです。外病と内病を合わせた身病は、身体的に健康で気力があれば解決できます。しかし、恐怖・憂愁《ゆうしゅう》・貧窮によって安楽な状態でなくなれば、心病に患わされることになります。『大智度論』に次のようにあります。

復次《また》に二種の問訊《もんじん》の法あり。身を問訊すると、心を問訊するなり。若《も》し「少悩・少患・興居軽利にして気力ありや」と言はば、是《こ》れ身を問訊し、若し「安楽なりや不や」と言へば、是れ心を問訊するなり。種種内外の諸病を名けて身病と為し、婬欲《いんよく》・瞋恚《しんに》・嫉妬《しっと》・慳貪《けんどん》・憂《う》愁《しゅう》・怖畏《ふい》等の種種の煩悩・九十八結・五百纏《てん》・種種の欲願《よくがん》等を名けて心病と為す。（同前）

中国天台宗の実質的開祖である天台智顗《ちぎ》（五三八～五九七）は主著『摩訶止観《まかしかん》』を著《あらわ》し、その中で病の起こる原因を基にしてすべての病気を六種類に分類しています。天台は次のように述べます（池田魯參『詳解　摩訶止観　現代語訳篇』大蔵出版社、一九九五年）。

病が起こる因縁を明かすと、次の六種である。一つは四大《しだい》が不順なために病み、二つは飲食が不節制なために病み、三つは坐禅《ざぜん》が調わずに病み、四つは鬼神が便りを得て病み、五つ

は魔がなせるところによって病み、六つは業《ごう》が起こることによって病むのである。（『摩訶止観』巻八の上）

四大とは、宇宙を構成する五つの要素（五大）のうちの最初の四つで、地、水、火、風を指します。また、天台は鬼《き》と魔《ま》の違いを明確にしています。『摩訶止観』にはこうあります。

五つに悪魔の病気は、鬼の場合と違わない。鬼はただ身を病ませ身を殺すだけであるが、魔は観心《かんじん》を破し、法身《ほっしん》の慧命《えみょう》を破し、邪念《じゃねん》の想いを起こし、人の功徳を奪う点で、鬼の場合と異なるのである。また、修行者が坐禅の最中に利養を邪念することによって、魔が種々の衣服や飲食や七珍などの種々の物を現ずることになり、これを歓喜して領受するようなことになると、魔が心に入って病気になるのである。この病は治すのがむずかしいので、後に魔事の境の中で別に説くつもりである。（『摩訶止観』巻八の上）

魔は人の心を害して、仏になる道を妨害し、人の生命力を弱らせることを喜びとするというのです。魔は元品《がんぽん》の無明《むみょう》（根源的な無知）の現れでもあります。現代医学の視点から見ると、天台が述べた六種の病のうち、一つ目は異常気象による病気、二つ目は飲食の異常による病気、三つ目は生活習慣の乱れによる病気、四つ目はウイルスや細菌感染による病気、五つ目は心の病（精神疾患）、六つ目は遺伝子疾患であるが精神疾患の一部をも含む、と言えます。

また竜樹は、心の病を「狂」と「乱」に分類しました。「狂」は統合失調症をも含む精神病に相当し、「乱」は神経症に相当すると言えるでしょう。

まず、「乱」については次のように述べています。

人、狂せざれども、而《しか》も心多く散乱し、志は獼猴《せんこう》の如《ごと》くにして、専《もっぱ》ら住すること能《あた》はざる有り、是《これ》を乱心と名く。復《ま》た遽務《きょむ》悤悤《そうそう》として、心衆事に著《じゃく》して則《すなわ》ち心力を失し、道を受くるに堪《た》えざる有り。

問うて曰《いわ》く、乱心は何の因縁あるや。

答へて曰く、善心転《うた》た薄くして、不善に隋逐《ずいちく》す、是を心乱ると名づく。復た次に、是の人は無常を観ぜず、死相を観ぜず、世の空《くう》を観ぜず、寿命に愛著し、事務を計念し、種々に馳《ち》散《さん》す、是の故に心乱る。復次に、仏法の中に内楽を得ず、外に楽事を求めて、楽の因に隋逐す、是の故に心乱る。是の如きの乱人は、仏を見たてまつるを得たるが故に、其《そ》の心定まるを得るなり。（前掲『大智度論』巻八）

次に「狂」については、次のような一例を記載しています。

> 問うて曰く「狂者は正なることを得」と、云何《いかん》が狂と為《な》すや。答えて曰《い》はく、先世に罪を作り、他の坐禅を破り、坐禅の舎を破り、諸《もろもろ》の咒術《じゅじゅつ》を以《もっ》て人を咒《のろ》ひ、瞋《いか》り闘い諍《あらそ》って淫欲ならしめ、今世には諸の結使厚重《けっしこうじゅう》なり。婆羅門《ばらもん》の其《そ》の稲田《とうでん》を失ひ、其の婦復《ま》た死すれば、即時に発狂し、裸形《らぎょう》にして走るが如し。又翅舎伽憍曇比丘尼《ししゃかきょうどんびくに》の本白衣《もとびゃくえ》たりし時、七子皆死し、大いに憂愁《うしゅう》するが故《ゆえ》に、心を失って発狂せるが如し。有る人は大いに瞋れども、自ら制すること能《あた》はず、大癡狂《だいちきょう》と成り、有る愚癡《ぐち》の人は、悪邪の故に、灰を以て身に塗り、髪を抜き、裸形狂癡にして糞を食す。人あり、若《も》しくは風病、若しくは熱病の、病重くして狂と成る。有る人は悪鬼に著《つ》かれ、或は有る人は癡にして雨水を飲んで狂ふ。是の如くして心を失ふ。是の如きの種々を名づけて狂と為す。仏を見たてまつることを得るが故に、狂は即ち正となることを得るなり。（同前）

先業とはカルマ・生命の根本的傾向性であり、これを狂の基本的原因と見ています。これは、精神病の素因に相当します。先業をもつ者は、今世（現在）において心の深層に重篤な煩悩を潜在的にもっています。財産を失う、妻子が死ぬ、身体疾患など、日常生活におけるさまざまな困難が重篤な煩悩を顕在化させます。そして、心を失い狂となります。これは、精神病の発症にかかわるさまざまなストレス等の誘因を指していると言えるでしょう。しかし、「大智度論」には、狂った心であっても「仏を見たてまつることを得る」ことによって、正常な心を取り戻し得ると記載されています。

②煩悩

仏法では、煩悩を、統合失調症を含めた心の病の主要な要因としてとらえています。代表的な十煩悩として、貪《とん》、瞋《じん》、癡《ち》、慢《まん》、身見《しんけん》、辺見《へんけん》、邪見《じゃけん》、見取見《けんしゅけん》、戒禁取見《かいごん》を挙げています。いくつかの煩悩は倶《とも》に起こりますが、いくつかの煩悩は倶には起こりえません。例えば、貪と瞋は倶に起こりえません。貪は好むものを対象とし、瞋は憎むべきものを対象とする心の作用であるので、倶に起こることはないのです。

煩悩についてさらに深く理解するためには、十界論と九識論の考えが役に立ちます。

③十界論《じっかい》

十界とは、瞬間瞬間に変わる生命の十の状態のことです。一番最低の状態を「地獄界」といい、一番最高の状態を「仏界」といいます。地獄も仏も天国も外の世界に存在しているのではなく、すべて私たちの生命の中に存在しているということです。十界を一番下の状態から一つ一つ見ていくと、次のようになります。

地獄界　苦しみに縛られて身動きできない最低の生命状態。地とは最底部を意味し、獄とは拘束《こうそく》されて不自由なことをいいます。

ユング心理学的にいえば、地獄界においては私たちの自我は委縮《いしゅく》しています。そのため、私たちは環境に完全に圧倒され、一方的に支配されています。

餓鬼界《がき》　貪《むさぼ》る欲望に身も心もとらわれ、奴隷になっている状態。常に食物、金銭、財宝等に不足を感じて欲望に支配されています。小さな子どもが常にお腹をすかしていることから、俗に幼児・児童の蔑称として「餓鬼、ガキ」という言葉が用いられています。

この状態では、私たちの自我は欲望の奴隷になっています。

畜生界　本能のままに行動するおろかな動物のような状態。本能に突き動かされ、理性、知恵、意志の働きがなく、目先の事にとらわれたり、強者を恐れ弱者をあなどったりします。

この時、私たちの自我は本能によって完全に支配されています。

以上の三界を、仏法では「三悪道《さんあくどう》」といいます。

修羅界《しゅら》　常に他人を見下して怒る傲慢《ごうまん》な状態。常に自己中心的に他人に勝とうとして、おごりたかぶり、へつらいまがっています。前の三悪道に修羅界を加えて、仏法では「四悪趣《しあくしゅ》」と称します。

修羅界では、極端なエゴイズムのもと、私たちは自我に生け捕られ、自我の犠牲になっています。

人界　穏《おだ》やかで平《たい》らかで知性のある人間らしい状態。人間として安定していて、平穏です。私たちの自我は安定していて、よく機能しています。

天界　欲望が満たされた喜びの状態。自分の願望・欲望が叶《かな》って精神的、肉体的に満足しています。先の四悪趣に人界と天界を合わせて仏法では「六道」といいます。通常の人間生活はこの六道をめぐっていることが多いので、六道輪廻《りんね》といいます。

天界では、私たちの自我はベストの状態にあります。しかし、仏法やユング心理学的にいえば、私たちはまだ自我に留《とど》まっており、大いなるセルフに目を向けようとはしていません。

声聞界《しょうもん》　先哲《せんてつ》の智慧に学ぶ状態。仏法的には、仏の声・教えを聞いて煩悩を断尽《だんじん》して悟りを得ることを求める状態をいいます。

　声聞界以上になると、私たちは本当の心の中心であるセルフを目指し始めます。声聞界においては、私たちはセルフの智慧を学んでいます。

縁覚界《えんかく》　自分自身の力で部分的真理を悟ろうとする状態。仏法的には仏の十二因縁によって修行し悟るので縁覚

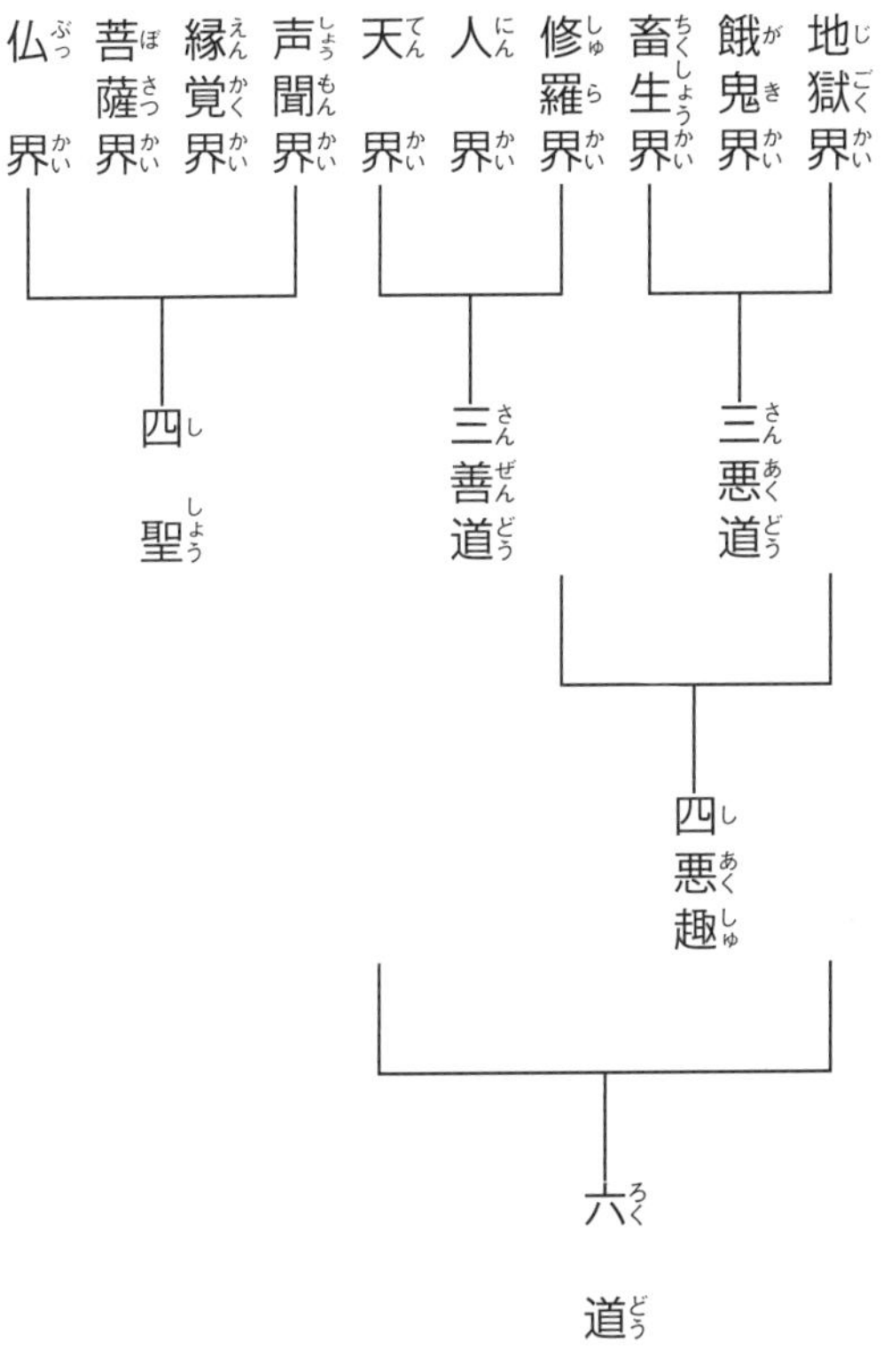

といいます。私たちはセルフの智慧の一部分を自ら体得します。

声聞界と縁覚界を合わせて「二乗《にじょう》」といい、根本的なところで他人を利するよりも自分中心であることにその特徴があります。

二乗では私たちはセルフを目指してはいますが、まだ自我の呪縛《じゅばく》から自由になっていません。

菩薩界　仏になることをめざして、利他《りた》の修行に励む状態。利他の実践によって一切衆生を救おうとする慈悲の境地であり、同時に自行に励み、悟りを得ることを目指しています。

私たちはセルフの智慧の全体を体得する途上にいます。私たちはセルフに接近し、自我の呪縛から解放されていきます。

仏界　宇宙一切根源の法則、完全な真理を悟った状態。完全で円満自在な境地で、万法に通《つう》達《だっ》した尊極《そんごく》無上の境涯です。この時、私たちはセルフの智慧の全体を体得し、限りなくセルフに近づいた状態になっています。

仏法では先の六道に対して、後の声聞・縁覚・菩薩・仏の四界を「四聖」といます。

この十界は各々無関係に存在しているのではなく、地獄界より仏界にいたる十界の各々に、それぞれ十界を具しています。また、小乗仏教では煩悩を滅し尽くして仏になる修行を説きましたが、より進んだ大乗仏教では宇宙一切根源の法則を根本に据《す》えた時、煩悩のエネルギーが破壊的な力からクリエイティブ（創造的）な力に転換され、仏の悟りを得るために役立つ「煩悩即菩提」の原理を説いています。これについては後の章で詳述します。

④**九識《くしき》論**

この思想は、大乗仏教の唯識《ゆいしき》派に始まります。祖とされるのはインドの弥勒《みろく》（三五〇～四三〇頃）で、その弟子が無著《むじゃく》であり、無著の弟の世親《せしん》（四世紀頃）が唯識派の大成者です。唯識派では第八識までを説きますが、華厳《けごん》思想・天台思想ではさらに第九識を説いて発展させました。特に、中国の天台智顗《ちぎ》は、第九識が生命の働きの中心であるので心王《しんのう》と呼び、仏の悟りの真実である真如《しんにょ》と一体であるので九識心王真如と説きました。日本の日蓮（一二二二～八二）も第九識を悟《ご》、第八識以下を迷《めい》として、最終的に迷悟不二を説いています。

九識論について以下に述べます。私たちの心は表層から深層へ向かって九つの層で成り立っています。表層に近い五つの層が第一識から第五識で、眼識・耳識・鼻識・舌識・身識といい、私たちの五感に基づいています。その深層の第六識は私たちの意識です。さらに深層の第七識は末那《まな》識（マナス manas）といい、ユング心理学でいう個人的無意識に相当します。その奥に第八識の阿頼耶《あらや》識（アーラヤヴィジュニャーナ ālayavijñāna）があり、ユング心理学の集合的無意識に当たります。ここは、善悪の業《ごう》を蓄積し、その結果としての苦楽を生み出す源泉です。仏法では、さらに深い心の層を見い出し、第九識・阿摩羅《あまら》識（アマラヴィジュニャーナ amalavijñāna）としました。第九識は生命の根源である宇宙生命そのものです。これを「仏」と呼び、宇宙一切根源の法則を表します。私たちは心の一番深い層において宇宙と繋がっており、我即宇宙《われそくうちゅう》・宇宙即我です。私たちは元々、心の深層において仏なのです。

仏法の実践によって、私たちは元々自分の内にあった仏と宇宙一切根源の法則を悟ることが

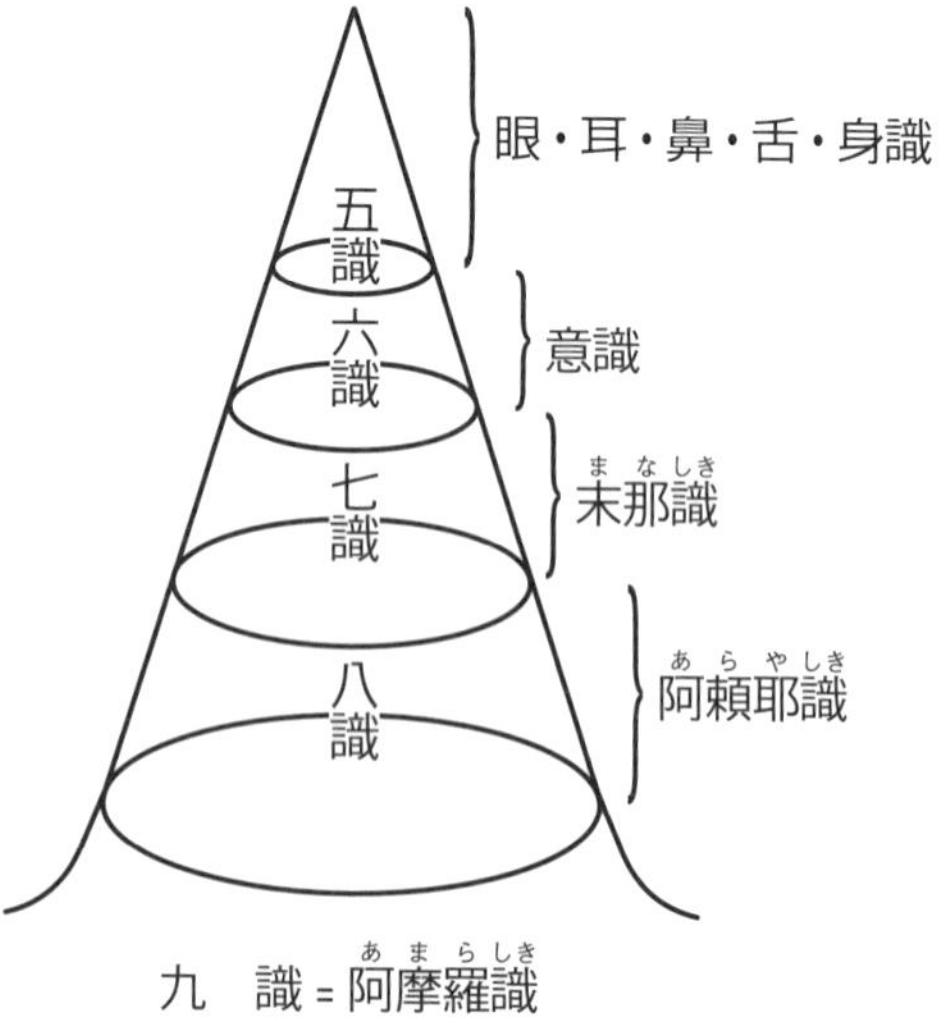

できるようになります。私たちの生命は無始無終永遠であり、生と死の輪廻転生《てんしょう》を繰り返しています。生と死は永遠の生命のリズムの二つの側面にすぎません。私たちが生きている時には、第一識から第九識までのすべてが顕在化しています。死んでいる時には、第一識から第七識までは第八識の中に生命の根本的傾向性である業（カルマ）として潜在化しており、私たちは宇宙の中に融け込んでいます。再び生まれると、業に基づいて第一識から第七識が再び顕在化してきます。しかし、私たちは宿業《しゅくごう》に一方的に支配されているのかというと、そうではありません。仏法の実践によって、一番の深層にある仏を開くことにより、私たちは宿業を転換できるのです。

仏法では九識論と煩悩の関係を説いています。煩悩の根源は、宿業として第八識（阿頼耶識）に蓄積されています。阿頼耶識に存在する悪業は、疾患の原因になりえます。同時に、重篤な煩悩は、阿頼耶識の悪業に強力に影響を及ぼし活性化させる可能性があります。宿業に由来する病は、人間存在の根幹に関わっています。統合失調症は、部分的に、宿業に由来する病とも関連しています。第八識の悪業は、もう一段深い根底にある第九識（阿摩羅識）に基づいて転換することができると言えるでしょう。

⑤仏法の視点から見た統合失調症五事例の理解

一郎（事例1）は母親と宇宙人の幻聴に悩まされ、時々衝動的・暴力的になっています。彼は、煙草の火で手の甲を焼き、自分を傷つけています。本来守ってくれるはずの母が彼を非難していじめるという幻覚妄想に取りつかれています。この混乱した状態は、苦悩に満ちた地獄界です。彼はなんとかこの地獄界から抜け出そうともがいています。彼のもっているエネルギーは時々、修羅界の暴力として爆発しています。

花子（事例2）は「地球は滅亡してしまい、すべての魂が業火に焼かれる」というまさに火焔地獄の世界にいます。しかも地球が滅亡する責任は自分自身にあるとして、自罰的になり、飛び降り自殺を図ろうとしています。自殺してなんとか罪を償《つぐな》い、この地獄から抜け出したいと思っているのです。自殺とは、絶望して行き詰まった時の根源的な変化への希求《ききゅう》でもあります。しかしこの状態で死んでも、地獄の苦しみは永遠に続くだけです。そして、本来は慈《いつく》しみ守り育ててくれるはずの父母が、「親に殺される」という殺人鬼に変身してしまっています。まさに彼女は、地獄界の苦悩に悩まされていると言えます。

次郎（事例3）は、彼をレイプするネガティブな女性像に悩まされています。一方、彼は、誘惑してくるポジティブな女性像にも魅了されています。彼の妄想はセックスと結びついていますが、この場合のセックスは、分裂し切断された統合失調症の心的世界を何とか繋ぎ合わせ関係づけようとする必死の試みでもあります。彼は強大でエロティックなエネルギーに混乱させられています。まさに次郎は、餓鬼界に支配されていると言えるでしょう。餓鬼界から抜け出そうとする彼のエネルギーは、時として修羅界の興奮・暴力傾向として現れています。

理香（事例4）は、失恋、瞼の変化、男性たちの非難に悩まされています。彼女は多くの苦難に曝されています。また、彼女が存在の拠《よ》り所としてきた二重瞼がなくなってしまったという妄想は、突然、自分の依《よ》って立つ基盤である足元の地面が大きく割れるような体験です。地面が割れて無間《むけん》地獄に落ち込むのです。この状態は、まさに地獄界です。

太郎（事例5）は、本能に支配されています。今すぐにでも超一流大学の入試に合格できるという彼の欲望は客観的に見て非合理的です。彼は目先のことにとらわれ、理性的に考えることができず、名誉と出世を求める本能に突き動かされています。この状態は、畜生界です。

以上のように、統合失調症の各事例とも四悪趣（地獄・餓鬼・畜生・修羅）の世界に支配されている状態です。この状態をどう転換していくかが大切になってきます。

第2章

統合失調症の心理療法

まず、先に提示した統合失調症五事例の治療について述べていきます。そして、彼らの心理療法を、精神医学、ユング心理学、仏法の観点から考察します。

(1) 五人の治療経過

以下、治療者である筆者(セラピスト)の言葉を〈 〉で表します。

●事例1 一郎

精神科病院に入院中のある朝早く、一郎は腸閉塞《へいそく》のために血圧が著しく低下してショック状態となった。筆者は救急車に付き添い、彼は救急病院に転院となった。腸閉塞のため、彼は入院中抗精神病薬を内服できなかった。彼の精神症状は悪化して一般病棟《びょうとう》では診られなくなり、腸閉塞が治り切らないうちに精神科病院に戻ってこざるをえなくなった。彼は興奮し暴力的となり、保護室で治療することになった。筆者は毎日保護室へ行き、彼のベッドサイドで多くを語らず三十分ほど座ることを続けた。筆者は基本的に彼と時間と空間を共有することに専念し、彼が何か話してきた時にはポツリ、ポツリと言葉を返した。

一郎「言葉が自動的に口から出てしまうんです。」

〈自分の意志とは関係なく？〉

一郎「そう。僕は、声に支配されているんです。」

徐々に彼の興奮と暴力行為は改善し、筆者は彼を大部屋（六人部屋）に転室させて治療を続けた。彼の腸閉塞も完治した。大部屋に移ってから、彼は病棟のデイルームで毎週行われる集団絵画療法に出席するようになる。基本的に彼は塗り絵を行い、時々自由画を描いた。

描画1　ハンモックで昼寝している少年

彼はクレヨンで多くの色を強く重ね塗りし、

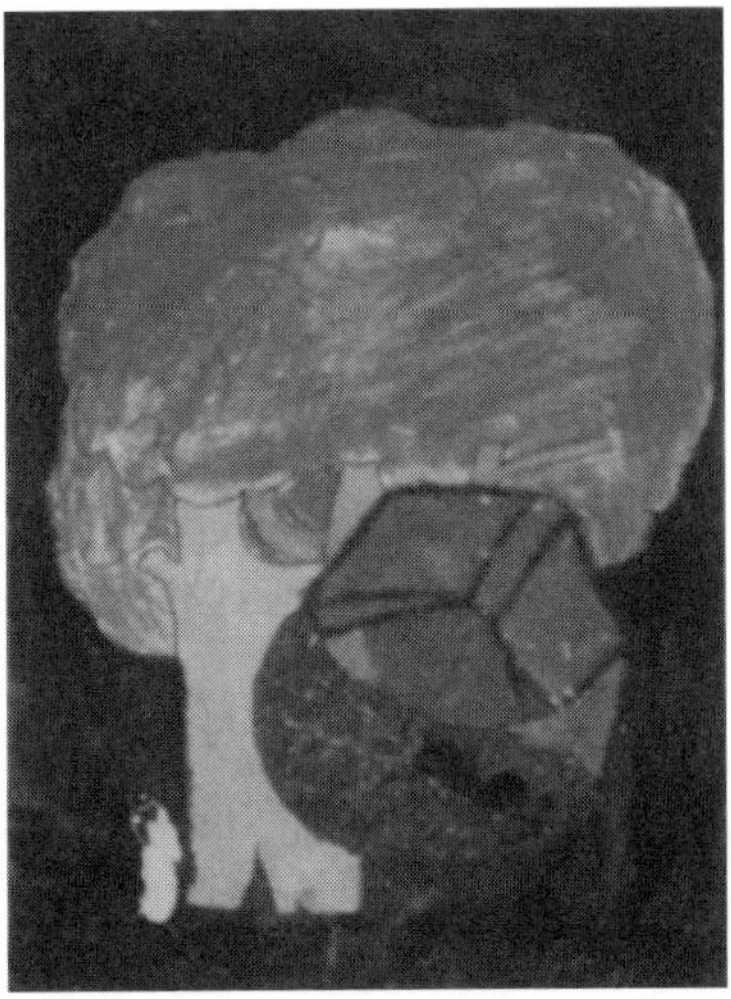

描画 1

画面の一部分には穴が開いてしまっている。一回のセッションでは完成できず、完成させるまで二セッションを要した。描きながら筆者と次のような会話がなされた。

一郎「僕は小学校の頃、数字の5が1だと思っていたんです。」

〈そうですか。〉

一郎「中学三年生の時、初めての彼女に失恋し、二人目の彼女と付き合ったけどまた失恋したんです。それで自殺しようと思ってナイフで胸を刺したんです。」

〈それは大変で辛《つら》かったね……〉

一郎「はい。僕に過去を思い出させる薬の注射をしてください。」

〈過去を思い出したいんだ。〉

一郎「僕はタイムトラベルします。僕は自分が医者だったという記憶があります。それから十四歳の時、僕は小さな組のヤクザの親分だったんです。そして十七歳からは大きな組のヤクザの親分をしています。」

〈すごいね。〉

一郎「誰かが、僕の左の脳に盗聴器を仕掛けたんです。僕の脳みそが勝手に動くんで大変苦悩しています。」

〈意志に反して勝手に動くのは辛いね。〉

一郎「そうなんですよ！」

描画2　雷神

彼はけばけばしい色のクレヨンで強くラフに色を塗った。彼は描画を父母に見せたがった。

一郎「芸術家が僕をスカウトしたんです。芸術家は僕を「ユニコーン」という名前のバンドに誘った。でも僕は先生といっしょに医者の仕事を続けたいんです。僕は、高校に入学したいんです。」

〈いっしょに仕事をしたいんですね……〉

一郎は筆者への陽性転移を発展させ、治療者である筆者に同一化した。高校に入学したいという彼の望みは現実的であり、彼は妄想《もうそう》世界から少しだけ現実世界に近づいた。

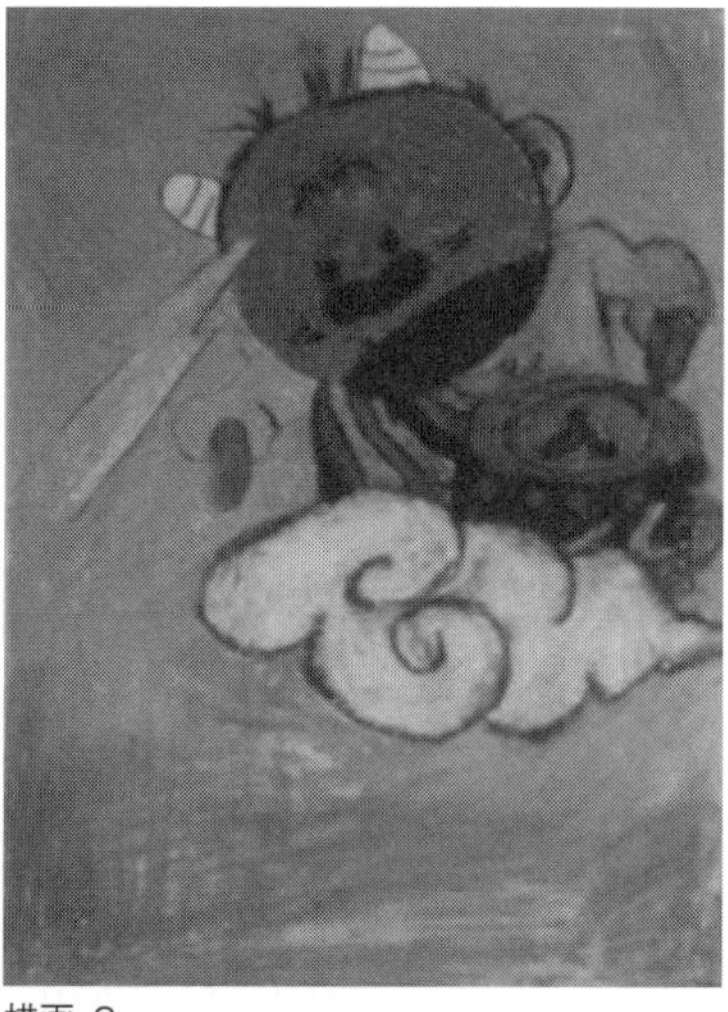

描画 2

描画3　フルーツバスケット

一郎は自発的に自由画でメロン、パイナップル、バナナ、桃を描き、出来上がった絵を筆者にプレゼントしてくれた。

描画4　アイスクリーム

完成するのに二回のセッションを要した。絵の背景は黒と金色の混色である。

一郎「精神科病院に入院しているという事実が屈辱《くつじょく》的で僕には耐えられない。僕は自殺のことをずっと考えてきたんです。もう本当に自殺してしまいたいんです。」

〈今、本当に辛いと思う。でも希望はある。早まって自殺しないでほしい。〉

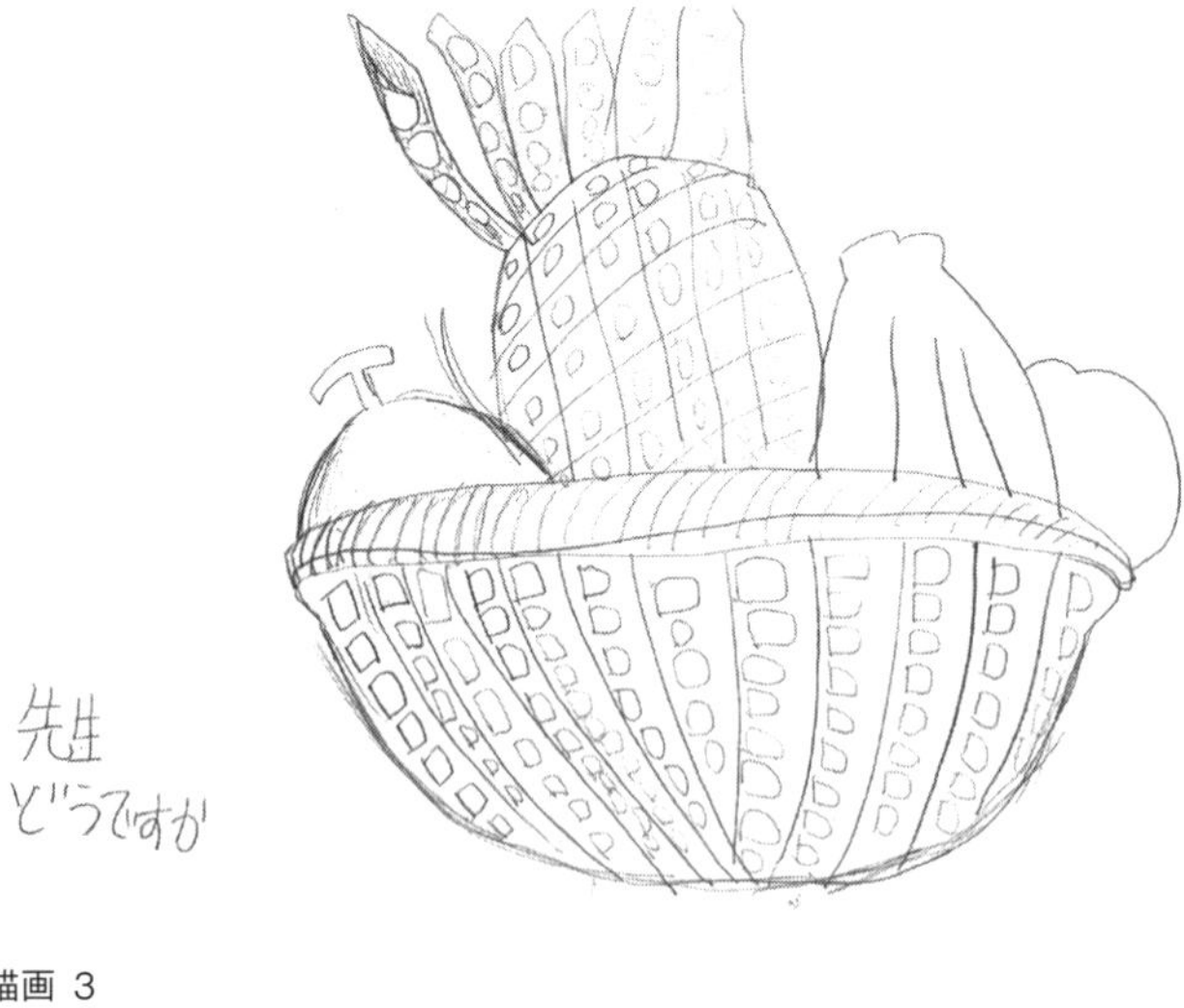

描画 3

一郎は現実の世界に直面してきている。そのことにより、失望が強くなってきている。筆者は、希望を捨てないように彼を元気づけた。

描画5　薔薇

塗り絵の枠内にはおさまっているが、一見けばけばしいようなはでな色を塗った。

一郎「僕はイラクのボスなんです。先生と僕はイラク側に所属しているからアウトサイダーだ。僕は、日本の元首相でもある。僕はまた、〝一郎コーポレーション〟という情報サービス会社の社長でもある。この会社の情報によると、僕は一月八日に精神科病院を退院することになっている。」

〈病院を退院したら何がしたいですか？〉

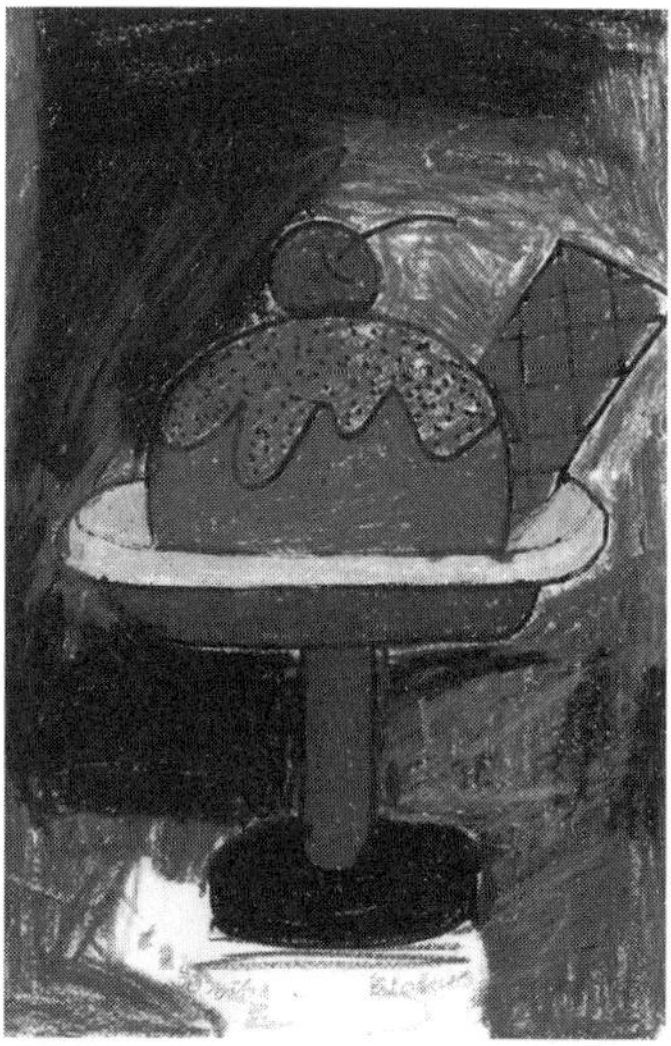

描画 4

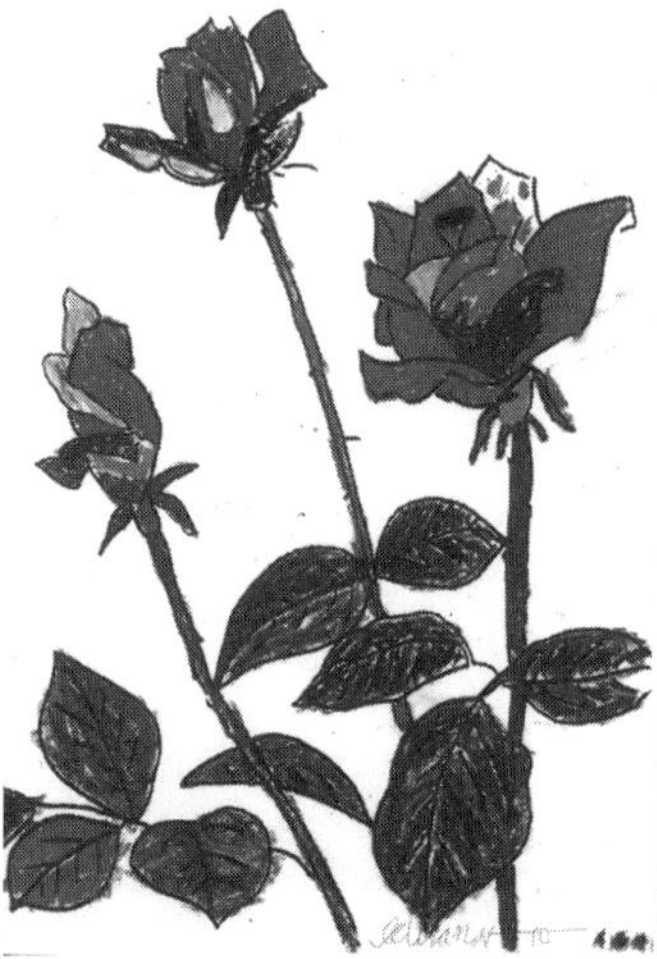

描画 5

一郎「自宅の近くの高校に入学したい。それから、県内で一番優秀な高校に転校します。高校卒業後は、日本で一番よい大学に入学します。」
〈頑張ってるね。〉

一郎は一月初めに自宅に一泊だけ外泊できることになる。彼は外泊を大変喜んだ。彼の自我は、徐々に強くなってくる。彼は現実世界とよいコンタクトをとれるようになるにしたがい、妄想世界から距離が取れるようになってくる。

描画6　少年

一郎は、今までと違う方法でこの絵を描いた。彼は色鉛筆を使って明るく薄い色を塗った。今までの描画では、彼はクレヨンを使って重い色を塗っていた。

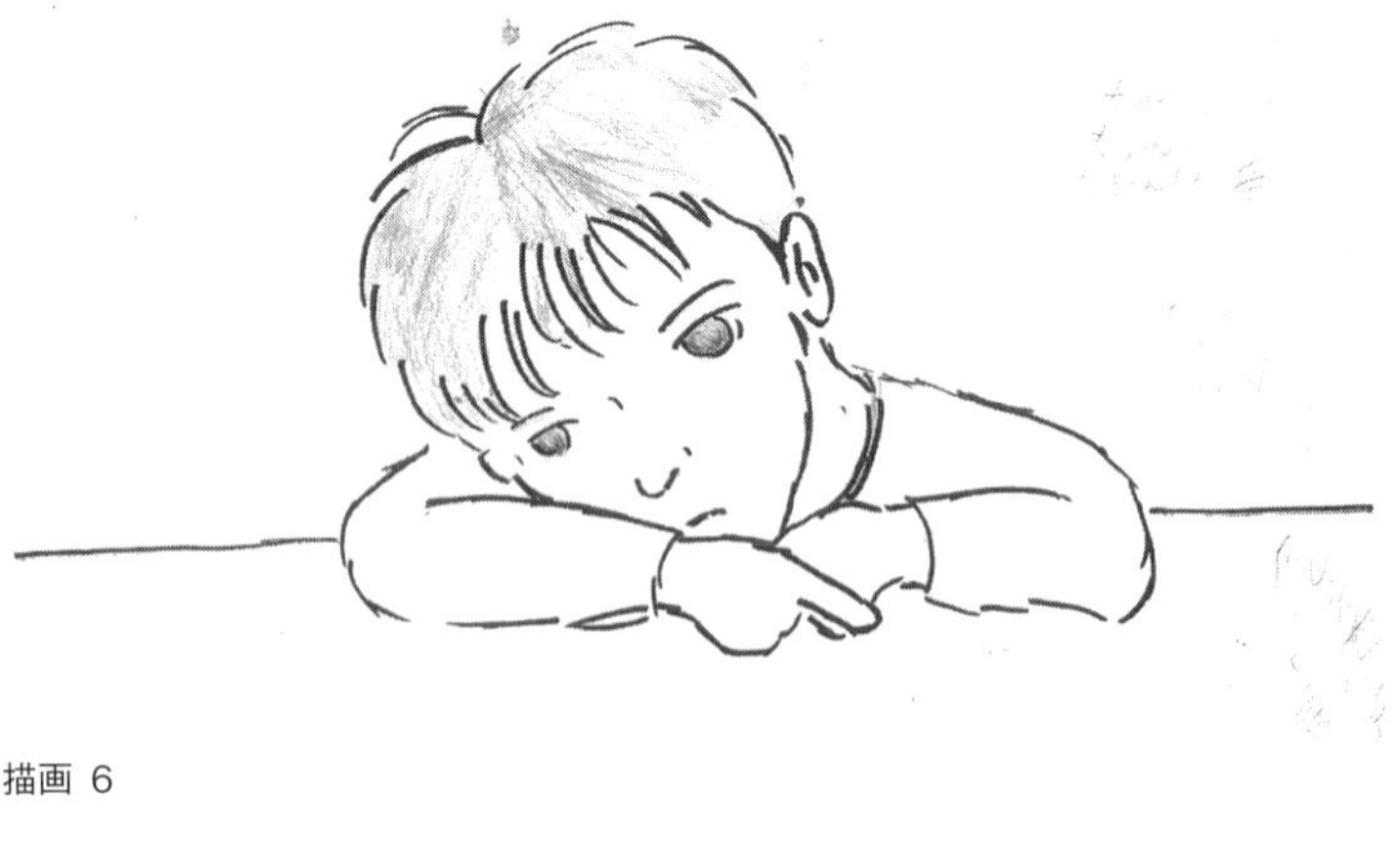

描画 6

描画7　顔

一郎はこの絵を描画6の裏に描いた。

一郎「入浴した後に、僕は三歳の時の暗い魂に戻ってしまった。」

〈お母さんのほどよい守りが欠けていたから、魂が暗くなってしまったの？〉

一郎「ちがう。子どもの頃、お父さんの車に乗ると、お父さんに遠くへ連れていかれてしまうのではないかと怖かった。僕はお父さんと離れて一人で暮らしたい。」

〈なぜお父さんが怖かったの？〉

一郎「僕はお父さんが嫌いだ。彼は僕の本当のお父さんを殺したんです。そして、本当のお父さんと入れ替わったんです。」

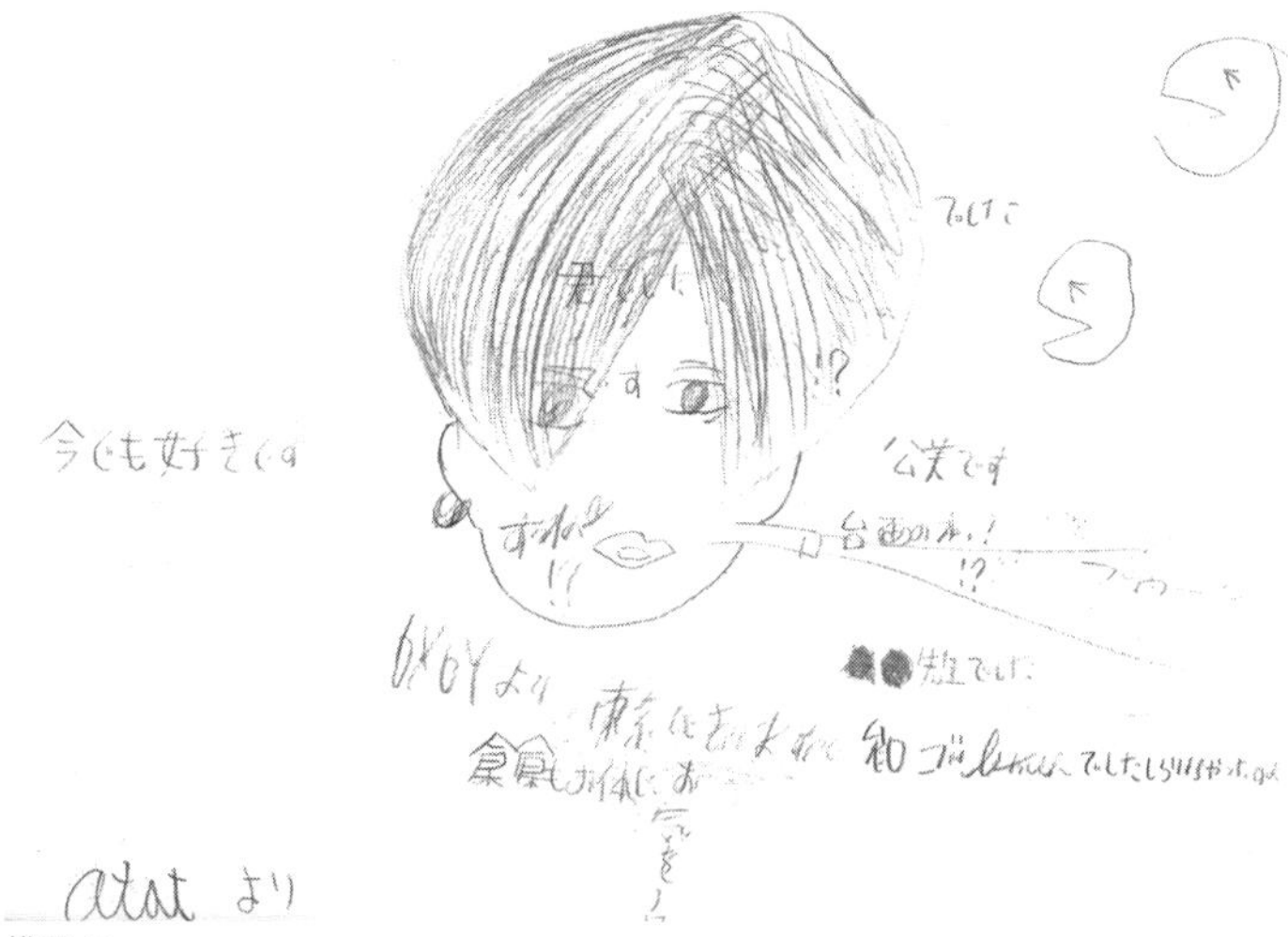

描画 7

一郎の父が病院に見舞いに来た。一郎、彼の父、そして筆者の三人でいっしょに面談した。一郎は今すぐに退院したいと希望していたが、今はまだ退院できないと言う父の要請を受け入れた。

一郎「僕が過去を見直してみると、自分が世界の最高神だと解った。僕は国務長官でもある。そして先生はA君でしょ？」

〈A君とは誰？〉

一郎「A君は、僕が暴走族だった時の親友です。」

描画8　衣服

一郎はよく整った絵を描いた。描画の色は穏やかで自然な感じである。衣服は自分を外の社会に示すペルソナを象徴しており、彼はペルソナを作って自我を強化してきていると言える。このペルソナによって、彼は圧倒的な無意識から自身を守ろうとしている。

一郎「僕は高校も大学も卒業したけれども、タイムトラベルによって今の状態になっている。僕は世界最強なんです。僕は世界のすべてを創造した。過去において、僕は世界最強のボクサー、世界で最も有名な歌手、そして日本の歴代で最も有名な首相だったんです。」

〈そうですか。〉

一郎「ついに僕は、何で先生と気が合うか分かりました。」

〈何で？〉

一郎「過去において、僕は先生（＝筆者のこと）だったんです。我々はエジプトの王様の大事な役をしていたでしょ。」

描画９　海底でダイビングを楽しむ少女

このセッションでも一郎はよく整った絵を描いた。彼は発病の時、海底で巨大な魚に出会っている。この絵では、少女は海底のダイビングを楽しみ、通常の大きさの魚と遭遇《そうぐう》している。彼の自我は、無意識（セルフ）とよ

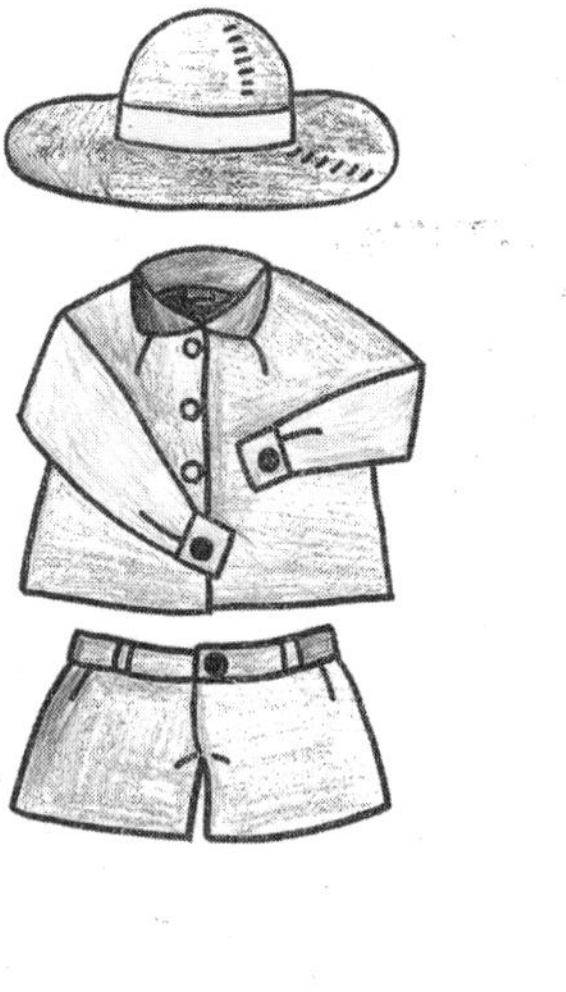

描画８

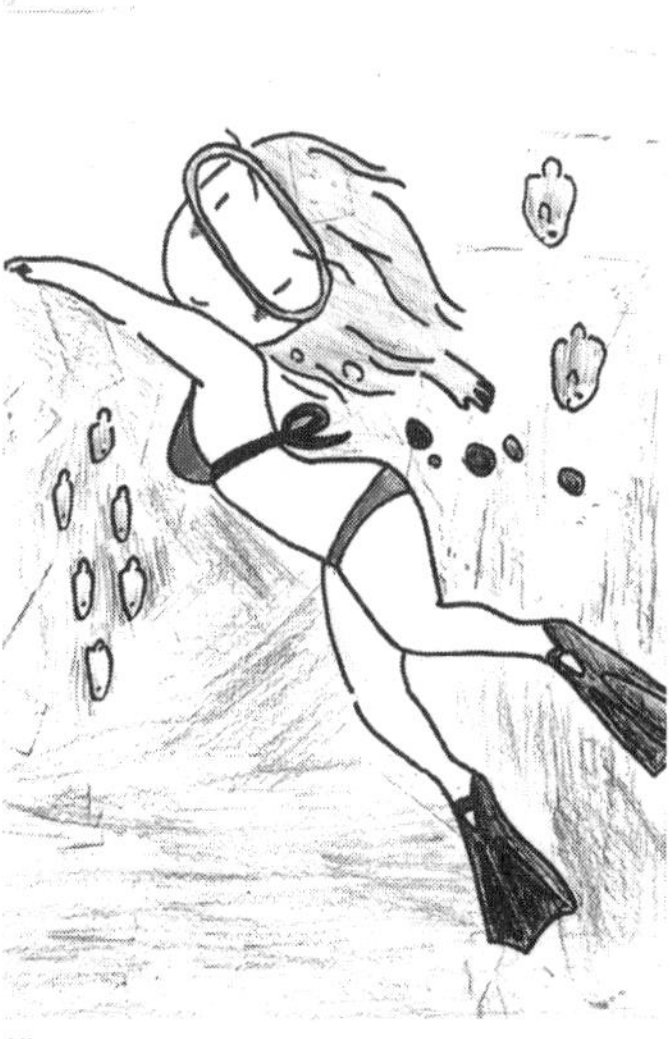

描画９

い関係性をもち始めたと言えよう。
一郎の統合失調症は治癒してはいないが、安定した状態になってきている。

●事例2　花子

保護室に入院した花子は、表情が硬く、拒絶的であった。筆者は、彼女の傍《かたわ》らで、多くを語らず、しばらく時を過ごすことを毎日行った。徐々に彼女は話ができるようになってくる。

入院四日目

花子は保護室で膝をかかえて座っている。

〈現在、心配なことは？〉
花子「私の〝身受け先〟が心配です。お父さんやお母さんのところへ帰って殺されるのはイヤです。」
〈ここでしっかり守ってあげるから大丈夫。〝身受け先〟は急いで決めなくてもよいと思う。〉
花子「分かりました、よろしくお願いします。」

入院六日目

花子は表情も穏やかになり、保護室を全面開放し、大部屋（六人部屋）に転室となる。以後は定期的に対面式の心理療法を行い、それ以外にも随時必要に応じて診察を行った。

入院七日目

花子「人の肩に男の人が見える。政治家のFさんが見える。私を守ってくれる〝身受け人〟なんです。」

〈ここはFさんのお膝元の町で、みんなあなたを守ってあげるから安心してください。お母さんが面会に来たいと言ったらどうしますか？〉

花子「まだ、お母さんに殺されそうな気がするんで、会わないほうがよいと思います。」

筆者より母に連絡して、もうしばらく面会は待ってもらう。

入院十一日目

花子「俳優のGのファンだったので、Gの声が夕方から強く聞こえてきて苦しいです。本当の事も言ってくるけど、私をだましたり、うまく取り込んでしまうような声も多いんです。」

〈Gの本当の声だけを聞いて、他のウソを言う声には惑わされないようにしたほうがよいです。〉
花子「はい。それと、Hさんが来ていませんか？　私の一番信頼できる人で、自分のことをいろいろとたしなめてくれる声が聞こえます。」
〈残念ながらHさんは面会には来ていません。お母さんと面会できそうですか。〉
花子「父と母の声で『お前をとって食ってやる』とか聞こえてきていたけど、今はありません。母と父にはまだ殺されるような気がするけれども、母と会って許してあげたい。また自分が母に迷惑かけた事をあやまりたいんです。」

入院十二日目

花子は母と面会する。母は今後、一週間に一回ずつ面会に来るとのこと。


〈今日、お母さんと会ってどうでした？〉

花子「身の危険を感じることが減りました。」

〈そうですか。〉

花子「私の家族は社長である父に経済的にすべて依存しているので、父が死ぬ時、私と母を道連れにして心中されるような気がするんです。私の自立しようとする芽をすべて父母につみとられてしまっている。」

〈自立しようとする時、親が怖くなることはありうる。まず十分安静を取り、その後作業療法等を通して無理なく自立の道を歩み、現実的に自立がはたせれば親も怖くなくなると思います。〉

花子「そうですね。」

入院十八日目

花子「日中、体がだるくてしょうがない。昼寝をしようとしても、眠れそうで、寝れません。」
〈まだ、十分な休養が必要な時期なので、ゆっくり休んでいてよいです。ところで、聞こえてくるのは?〉
花子「入院の時からずっと二十四時間あるけど、以前は悪い人の声もあったけど、今は悪い人の声はありません。俳優のGが身元引受人で来ているという声が聞こえます。」
〈本当に迎えに来たら知らせます。現実的に正しい声は信じ、惑わす声には振り回されないほうがよいです。そのためにも、病棟での作業療法やレクリエーション療法に参加して現実に目をむけるとよいと思います。〉
花子「参加してみようと思います。」

入院二十一日目

花子「聞こえてくるのがいっぱいあって、頭が爆発しそうな気がします。今日、母が面会に来るけれども、動物的な感覚で母に殺されそうな気がします。」

〈ゆっくりと時間をかけて自立すれば問題は解決するので、怖がらなくて大丈夫です。〉

入院三十二日目

花子「来週、父と母が面会に来た時の雰囲気で、父に殺されそうな感じがあったら、生活保護をもらって自立して、退院後すぐ仕事につきたいと思います。」

〈来週の面会のことだけで早まって決めないほうがよいと思います。自立しようという心が働く時、親によって子どもの自分が殺され、大人の自分に生まれ変わる、死と再生の心のプロセスを歩みます。心の自立が進めば、殺されるという恐怖も減ると思います。〉

花子「そうですね。でも、うちの父の雰囲気が殺気だっていて普通じゃない時があるのが心配です。」

〈来週、お父さんとお母さんが面会に来たら、私も面談しましょう。〉

花子「お願いします。」

入院三十九日目

花子の父母が面会に来院する。基本的な方向として、彼女の「外資系の企業に就職し、家を出て、よい人を見つけて結婚する」という夢は支持するが、それを実現するためには順番にそってステップアップする必要があるので、ゆっくりと段階を追って進める方針を、父母、花子、筆者で確認する。

入院四十日目

〈昨日、両親にあってどうだった?〉
花子「そんなにいやな感じはしませんでした。退院してからとりあえず両親といっしょに住もうかと思いますが、大丈夫でしょうか?」
〈大丈夫だと思います。何事も順番をふんで、一つ一つ階段を登って目標へたどりつくことが大切です。〉
花子「はい。そうします。両親にもそう言われました。」

入院四十六日目

花子「私がトイレに行くと、俳優のGと私の嗅覚がつながっているので、Gがくさいと怒る。

そのため彼の怒りによって私の頭痛が起こる。」

〈声はどうですか？〉

花子「自分を躾けてくれる声だったのが、最近は恐ろしい声に変わってきてしまった。『さあ、これから残酷物語の始まりだ！　お前のことは合法的に殺せるんだからな！』と言われて毎日つらい。」

〈自分をおびやかす声は相手にせず、惑わされないようにしたほうがよいです。〉

入院四十九日目
心理療法の場面で、風景構成法を行う。妄想型統合失調症者に特徴的なP型の描画が描かれる。
また、花子は自宅への退院を目標にして社会復帰のリハビリテーションを行うための、退院前作業療法に参加を始める。

入院五十日目
花子「恐ろしい声は減ってきました。」
〈自分を支え、助けてくれる声だけを相手にしたほうがよいです。〉

入院五十三日目

花子「今までずっと母のぐち、いやがらせを受けてきた。父にもセクハラされてきた。退院後は寮のある所で働くか、生活保護を受けたい。両親とは無関係になりたい。」

〈まだ、現時点で具体的に決めなくてもよいと思います。お母さんとの関係も今後変わるかもしれません。〉

花子「相談にのってくれる声と、いじめてくる声が両方聞こえてくる。両親とのことは声と相談して決めたんです。外泊すると殺されると声が言ってくる。現実的にそういう、きな臭い雰囲気を感じます。」

ところが、その後、母が面会に来て、意外にも母と花子の歩み寄りがみられ、退院後は自宅へ一時もどって暮らしてから今後のことは考えることになる。彼女は、現実の母と元型的な恐ろしい母を区別し、折り合いをつけられるようになりつつある。

入院五十八日目

花子「相談にのってくれる男の人の声に依存して相談しています。声の人が、『やっぱり両親と住むのは難しいので、生活保護を受けて仕事についたらいい。』と言ってくれる。」
〈基本的には、自分自身で現実的な事を解決できると自分を信じたほうがよいです。どうしても不安な時のみ〝心の声〟に相談して助けてもらえばよいと思います。〉

入院六十二日目

花子「今のままだと両親の雰囲気にのまれて気持ち悪いが、逃げ出さず向きあってゆくことも考えたい。」
〈聞こえてくるのはどうですか?〉
花子「声はかすかで、自分がやりたいことをやっている時はまったく聞こえない。悩みが大きい時や寝る前に聞こえる。」

入院六十三日目

花子と親の話し合いで、退院して、親元から職業育成校に通い、将来安定したら、一人住まいする方向に決まる。その後自宅へ外泊訓練を始める。

入院七十日目

〈外泊はどうでしたか？〉

花子「外泊してみて、母がずいぶん変わって、私にグチも言わずよくなっていました。」

その後も、外泊を繰り返すが、花子は外泊中落ち着いていて、自分で生活をうまくコントロールできており、親も退院してよいという意見。入院前に通院していた自宅近くの精神科クリニック外来とデイケアにまずは通うことになる。

入院八十九日目

〈具合はどうですか？〉

花子「現在、声が聞こえてくるのはなくなりました。薬はしっかり飲むようにして、外来とデイケアにも通います。」

入院九十日目

花子は無事、退院となる。

●事例3　次郎

筆者は次郎を強制治療したくなかったので、開放病棟で治療し続けようと試みた。しかし皮肉なことに、これは彼にとってよいことではなかった。彼は妄想のために興奮し、暴力的となった。彼は、「もう、女性入院患者のレイプに耐えられない！」と言い、危険な状態になった。筆者は彼に男子閉鎖《へいさ》病棟へ転棟してもらった。閉鎖病棟において女性患者から隔離《かくり》され、彼は安心し守られたと感じるようになり、興奮と暴力は改善してきた。

閉鎖病棟においても主治医の許可を取って、次郎は病棟外の散歩ができた。彼には若い女性事務職員の幻聴《げんちょう》が続いていた。彼は筆者に、「彼女は私と結婚したがっている。私たちはいっしょに住むことにする。」と言うようになる。筆者は、あわてないで、社会生活を送れるようになるために作業療法にまずは参加したほうがよいと伝えたが、彼はアドバイスに応じようとはしなかった。女性職員へのアクティング・アウトを危惧《きぐ》し、筆者は彼の散歩を禁止した。彼は激怒し、「恋を邪魔するな！」と筆者に迫った。筆者は抗精神病薬を増量したが、幻聴には効果がなかった。それでも彼は、今回は暴力的とはならず、すねただけだった。

その後、長い時間はかかったが、次郎と筆者は良好な関係性を築き始めた。幻聴は続いていたが、徐々に彼は幻聴に支配されなくなってきた。筆者は、再び彼の散歩を許可し、彼はアクティング・アウトすることはなかった。

●事例4　理香

筆者は理香を入院治療した。まず、彼女に安全で守られた空間を提供しようと試みた。看護師はとても優しく、理香は病院で安心することができた。筆者はやや大量の抗精神病薬で治療し、徐々に彼女は平穏となり、瞼を傷つけることも減ってきた。しかし、基本的に彼女の妄想は持続していた。

〈具合はどうですか？〉
理香「薬のせいか眠いです。眠い時には瞼のことは忘れています。」
〈それはよいことです。〉
理香「でも、私は自分の瞼が二重から一重に変わってしまったと確信しています。はっきり目が覚めている時は、そのことをたくさん考えてしまって、耐えられないんです！」
〈瞼のことに集中しないで、好きなことや楽しいことに気を向けたほうがよいです。何か趣味はありませんか？〉
理香「私は絵を描くのが好きです。でも、エネルギーがないので、絵を描くことができません。」

実際、筆者が絵を描くように勧めても、彼女はそれができなかった。重篤《じゅうとく》ではなかったが、彼女は時々瞼を傷つけていた。

二カ月後、妄想はまだ続いていたが、彼女は少し改善してきた。筆者は、他のことに気を向けるために、彼女に入院デイケアへの参加を勧めた。彼女はデイケアに参加したが、必ずしも快適ではなかった。

〈デイケアはどうですか？　楽しいですか？〉

理香「プログラムそれ自体は面白いです。でも、他人の前では緊張して不快なので、心の底からは楽しめません。」

〈デイケアのプログラム自体を面白いと感じるなら、止めないほうがよいと思います。週何日なら参加できそうですか？〉

理香「週二日なら参加できそうです。」

彼女は週二日のデイケア参加を続けた。理香と筆者は、徐々によい関係性を築いていった。彼女は改善し、めったに瞼を傷つけなくなった。さらに一カ月後には退院することができた。

●事例5　太郎

長い時間を要したが、太郎は徐々に病棟で規則的生活が送れるようになってきた。彼にはまだ陰性症状（無為《むい》・自閉）があり、注意・集中力が障害されていた。彼には思考障害と意欲減退もあった。その後、彼は突然筆者に彼の望みを語り始めた。

太郎「私は超一流大学を受験することに決めました。病気のために昨年は受験できなかったので、今年こそ受験します。あと二カ月しかありませんが、必ず合格できると確信しています。」

〈あなたの希望は分かりました。今からたった二カ月後では、合格は難しいと思います。十分な時間をかけて準備することが必要で、今年ではなく来年受験したほうがよいと思います。〉

太郎「いいえ！　今年受験します。私は一〇〇パーセント合格できると確信しています。」

太郎にとっては名誉・プライドが弱点（後述する「生活臨床」の生活特徴）なので、筆者は入試に落ちてプライドが傷つくことにより急性症状が再燃するのを心配した。しかし、彼はアドバイスを聞き入れようとはしなかった。そこで模擬試験を受けるように提案し、受験したが、結果は合格可能性はほとんどないというものだった。模試の結果を基に、筆者は彼と話をした。

〈この結果をどう思いますか?〉
太郎「これは模試で本番ではないので気にしていません。今でも、超一流大学入試に一〇〇パーセント合格できると確信しています。」

筆者はアドバイスをあきらめ、彼の大学受験をサポートすることにした。作業療法士とケースワーカーの協力を依頼し、作業療法士は彼の受験勉強を手伝った。ケースワーカーには、もし太郎が受験に失敗した時の社会復帰方法について準備してもらった。筆者は太郎と話し合った。

〈もし超一流大学に合格できればそれはよいことです。しかし、もし入試に失敗したらどうしますか?〉
太郎「その時は、就職します。」
〈よろしい。その時は、ケースワーカーといっしょに無理なく仕事を探していきましょう。〉
太郎「分かりました。そうします。」

筆者は太郎の母親とも話し合い、もし入試に失敗しても、急性症状再燃を防ぐ対策を講じた。

二カ月後に彼は外泊して、数校の大学を受験したがすべて不合格であった。彼の母親は、すぐに彼を病院に帰院させた。

〈あなたはベストを尽くしたのだから、何も恥じる必要はない。あなたはまだ若いし、人生は長い。まずはゆっくり休養をとって、その後いっしょに仕事を探していきましょう。〉

太郎「はい。そうします。」

彼は大学入試失敗後不穏となり、筆者は抗精神病薬を増量した。十分な休養と薬物療法により、彼は急性症状の再燃をまぬがれた。

徐々に太郎は、現実検討能力を獲得して行き、平穏になってきた。彼はケースワーカーと蕎《そ》麦屋《ばや》での保護的就労を見学し、そこに就職を決め、退院した。一年後、彼はレストランの通常のアルバイトに就くことができるようになった。三年後、彼は市役所の公務員に正職員として通常の就職をした。

(2) 心理療法に取り組んだ精神医学の先人たち

統合失調症者と世界を共有して心理療法を試みた精神医学の先人たちがいます。日本においても、統合失調症に対する特別な心理療法が試みられてきました。

①ゲルトルート・シュヴィング Gertrud Schwing の「母なるもの Die Mütterlichkeit」

これは「シュヴィング女史的接近」と呼ばれる心理療法です。重篤な統合失調症の急性期入院治療において、幻覚・妄想・興奮のために疎通性がとれず一人だけの個室（保護室）に入室している場合に、唯一可能な心理療法です。具体的には、毎日一定時間、治療者が病者のベッドサイドに座り、多くを語らず病者と時間と空間を共有するという方法です。その時、治療者の揺るぎなく温かい存在そのものが、混乱している統合失調症者を安心させ、治療効果を及ぼします。

シュヴィングはスイス生まれの看護師で、のちに精神分析の訓練を受け、ウィーンで入院治療を受けている重篤な統合失調症者に精神分析的接近を試みました。彼女は著書『精神病者の魂への道』（*Ein Weg zur Seele der Geisteskranken*, Raucher Verlag, Zürich 1940〈小川信男・船渡川佐知子訳、みすず書房、一九六六年〉）において、統合失調症者にはすべてを投げ打って愛情を傾けてくれる母なるものの体験が欠如《けつじょ》していると述べています。これは現実的な母子関係をさらに超えて、元型的な母なるものの守りの欠如が問題になっていると思われます。

新たな母が存在し、見捨てることなく一貫してコンタクトをもち続けてくれていると統合失調症者が感じられることが重要です。治療初期において、治療者と統合失調症者の関係性はまだできていません。この時の治療者の役割は、母性的に（精神的）栄養を与えることです。治療者は自身の不安で患者をおびやかしてはなりません。患者が治療者との関係において満足したいのは、知的なものではなく、全人格的な体験です。母なるものの治療的効果によってはじめて両者の間に関係性が出来上がってきます。

シュヴィングは「母なるもの」（Die Müitterlichkeit）を満たすことによって統合失調症者との間に陽性転移の発展を可能にしましたが、これは単にやさしくするという単純なものではなく、彼女のきっぱりとして毅然とした態度にも支えられていることを忘れてはなりません。それは統合失調症者に、現実の制約と限界を治療者との同一化によって体得させ、外界や無意識に対する自我境界を確立させるものでもあります。

統合失調症の急性期においては自我境界が破壊されてズタズタになってしまっており、内界と外界が筒抜けになってしまっていて、外の人の声が幻聴として聞こえ、自分の考えていることが思考伝播《でんぱ》によって他人にすべて伝わってしまうという異常体験に苛《さいな》まれます。このため、個室という部屋と治療者が「母なるもの」として揺るぎなく存在して病者を守ることが、自我境界の再生に役立つのです。

②ガエターノ・ベネデッティ Gaetano Benedetti の「治療的逆同一化 Kontraidentifikation」

ベネデッティはイタリア人の精神科医で、H・S・サリバンやF・フロム＝ライヒマンや実存主義に影響を受け、スイスで活躍しました。彼は統合失調症の心理療法には、患者の感情を共有する「治療的逆同一化」と「解釈」という二つの基本的技法が重要であると考えました（*Ausgewählte Aufsätze zur Schizophrenielehre*, Verlag Vandenhoeck & Ruprecht, Göttingen 1975〈馬場謙一訳『精神分裂病論』みすず書房、一九八七年〉参照）。彼によると、過敏性、誇大な愛情欲求、平均以上の反応性が統合失調症を発病する脆弱《ぜいじゃく》性を作り上げるといいます。

治療者は患者の苦難に内在している意味を理解しなければなりません。患者が治療者を拒絶している時でさえも、患者は自身の本質・存在様式を治療者に分かってほしいと思っています。往々にして治療者を含めた社会環境は、症状を客観的視点からのみとらえ、患者の言うことを認めないことによって、統合失調症者の懇請《こんせい》を避ける傾向にあります。

ベネデッティは、病者との感情体験の共有と解釈を二つの武器として統合失調症の治療に取り組むのですが、その際とりわけ重視するのは、治療者による病者への逆同一化です。彼は、病者の自我の統合性を回復するために、治療者が病者の病的思考を健康な思考に翻訳しようとする強迫を棄《す》て、病者の存在様式そのものを認めてそこに生きること、あるいは精神病的状況の中に病者と共にすすんでとどまることの必要性を力説します。一時的に病的世界に向かって解体し、次いで患者と共に再び自己を統合しなおす治療者の能力を重要視しました。

③マルグリート・セシュエー Marguerite Sechehaye の「象徴的実現 Réalisation symbolique」

スイスのセシュエーは、彼女の「象徴的実現」という技法を用いて統合失調症者の世界に入っていきました（*La Réalisation Symbolique*, Hans Huber, Bern 1947〈三好暁光訳『分裂病の精神療法——象徴的実現への道』みすず書房、一九七四年〉参照）。古典的精神分析と実存主義的アプローチに基づきながらも多くの革新的方法を加えています。その技法では、患者の表現や行動は解釈されて患者に返されるのではなく、治療者と共有されます。もちろん、治療者は患者の生育歴等に基づいて、患者が経験していることの意味を精神分析的に理解しようとはするのですが。

セシュエーの技法は、患者の脆弱《ぜいじゃく》な自我に適した、真に人間的な関係性を提供し、患者の根本的欲求が満たされるのを助けるものです。著書の『分裂病（＝統合失調症）の少女の手記』で、症例ルネの統合失調症からの回復過程を詳細に報告しています。そこでは、母の乳房からの授乳を、リンゴの一片を手ずから与えることにより象徴的に実現する様子を述べています。また、ルネにエゼキエルという名前の人形を与えて、治療者がそれに非常な愛情を示し、あやしたりして、統合失調症者が自身を投影し得るような新しい「自我像」を与え、解体してしまった自我の再建を助けようとしています。セシュエーもシュヴィングも、母性的な体験を安全に与えることが患者の回復にとっていかに重要なことであるかを提示していると言えるでしょう。

セシュエーは患者と共に生活し、毎日多くの時間を共に過ごしました。患者の著明《ちょめい》な改善は、象徴的実現の技法と同時に、彼女の母親的守りを提供する人格によるところも大きかったと言えるでしょう。確かにセシュエーは、母親の胎内《たいない》に戻りたいというルネの欲望を象徴的に実現させ、早期の母親的環境の欠損を埋め合わせたのです。

④中井久夫の統合失調症寛解過程における絵画療法

日本の中井久夫は、統合失調症者が急性精神病状態から寛解してくる経過を明らかにし、各寛解過程に適した心理療法を探求しました。心理療法においては、まずは非言語的接近法が有効で、回復の進んだ段階になると言語的接近法（対話によるカウンセリング）が有効になるといいます。ここで非言語的接近法とは、絵画療法・粘土細工・箱庭療法等を指します。「急性精神病状態」とはまさに、統合失調症が発病し、幻覚・妄想・興奮が激しく混乱している状態です。身体的にも自律神経系の警告システムが崩壊しており、極寒の真冬にほとんど下着一枚で放浪していても寒さを感じなかったりします。この時期の心理療法について中井は次のように述べています（『分裂病　中井久夫著作集第一巻』岩崎学術出版社、一九八四年）。

一般に急性統合失調症状態においては、自発描画はみられるけれども、描画が治療場面にのることは一般にありえず、自発描画も治療的接近の手がかりとなりにくい。なぐり描きの描線を引くこと、空間を分割することといった、健康者にとって全く容易なことが不可能である。

おそらく、この時期における精神療法（＝心理療法）は、シュヴィングの行なったように、治療者の身体性を、空無化した病者の身体の傍らにそっと並べることから始める必要があるだろう。その理由のすべてではないにしても、少なくともその一つは、治療者の身体性の、不安鎮静的な、ゆるぎない現存が、（中略）世界対自己の背理的《はいりてき》対立性の、いずれにも属さない第三者として登場し、対立の絶対性をいかほどか和《やわ》らげるからである。

急性精神病状態においては、先に述べたシュヴィング女史的接近のみが唯一なしうる有効な心理療法であるということです。

次に、急性状態から寛解《かんかい》過程への転換を告げる一連の現象が観察される時期を、中井は「臨界期」と名づけました。身体的には自律神経系の警告システムが活動を再開するものの不調和的振動を呈し、下痢と便秘の交代、原因不明の発熱、めまい、腹痛、向精神薬副作用の一過性増強、時にてんかんとまぎらわしい失神発作が見られ、身体症状の訴えの多い時期となります。臨界期には病者は夢を報告するようになり、白昼の幻覚妄想はにわかに減退するので、幻聴や妄想が夢の中に入り込んだり、自律神経系をまきこむ強い悪夢となって出現したりします。内省と回想の能力が回復し、「恐ろしい直観」への孤独な直面の時期でもあります。

臨界期の初期は心理的にきわめて不安定な時期で、最も強い治療者の支持を必要とします。治療者は患者に、これらの現象が一過性であり、回復のはじまりであることが多いことを穏やかに伝える必要があります。心理療法では「空間分割法」「分割彩色法」「塗り絵」等の絵画療法や「粘土細工」が行われます。空間分割は急性状態では一般に不可能であり、臨界期なって初めて空間分割能力が再生します。「塗り絵」は色を枠の中に塗ることで、激しい衝動を枠の中におさめ、枠に象徴される自我境界の再構築にも役立ちます。粘土では「まずこねてみて、そしてものの形が浮かんだらそれを仕上げてください」と指示します。これは母なる大地に触れて安心する体験となると同時に、攻撃性・衝動性を制作に転導する変換器の役割を果たします。当然、ただ表現すればよいということではなく、治療者に温かく見守られた状況で、良好な治療者‐患者関係のもとに行われた時、治療効果を及ぼすのです。

次の「寛解期前期」においては、自律神経系の不調和振動反応は鎮静に向かい、副交感神経優位の準定常状態に移行します。しばしば消耗《しょうもう》感、集中困難が自覚されます。患者は一人でいる時には一種の余裕感を自覚しますが、多少とも複雑な人間関係が、とくにわずらわしく感じられる時期です。また、未来を構想し、過去を想起するのがとりわけ苦痛となります。治療者はこの時期の言語的交流の乏しさや社会的行動の稚拙《ちせつ》さに惑わされるべきではありません。患者は寛解期を各々固有のテンポで通過するのであって、このテンポに合わせて一歩後から患者についていく心持ちで治療の歩みを進めることが、この時期を安全に通過するために重要です。ゆめゆめ時期尚早に社会復帰を強制してはなりません。この時期の心理療法においては、引き続き「塗り絵」「粘土細工」が安全ですが、加えて「多元的ＨＴＰ（House ― Tree ― Person）法」「風景構成法」「なぐり描き法」が有効になってきます。構成的方法（多元的ＨＴＰ法、風景構成法）はなぐり描き法よりも安全であり、密接な治療関係を必ずしも前提としません。

「風景構成法」（Landscape Montage Technique: 以下、ＬＭＴと略記）は中井久夫が考案し、山中康裕らによって発展した絵画療法です（山中康裕編『風景構成法　中井久夫著作集別巻1』岩崎学術出版社、一九八四年〈参照〉)。

ＬＭＴでは、Ａ４の画用紙に治療者がサインペンで枠づけし、患者に十個のアイテムを提示し、一つ一つサインペンで描いてもらい全体で風景を構成するようにします。十のアイテムは順に「川」「山」「田」「道」「家」「木」「人」「花」「動物」「石」で、最後に「付加」として何でも描き加えたいものがあったら追加します。そして線画が完成したら、これにクレヨンで彩色します。終了後、患者に、描かれた風景の季節、時間、天気、川の流れる方向、人や家の関係等を答えてもらいます。

妄想型統合失調症では特徴的なＰ型（構成を無視し、彩色が豊かで生々しい）、破瓜《はか》型統合失調症では特徴的なＨ型（構成を重視し、彩色は墨絵様）のＬＭＴが描かれます。元々は統合失調症

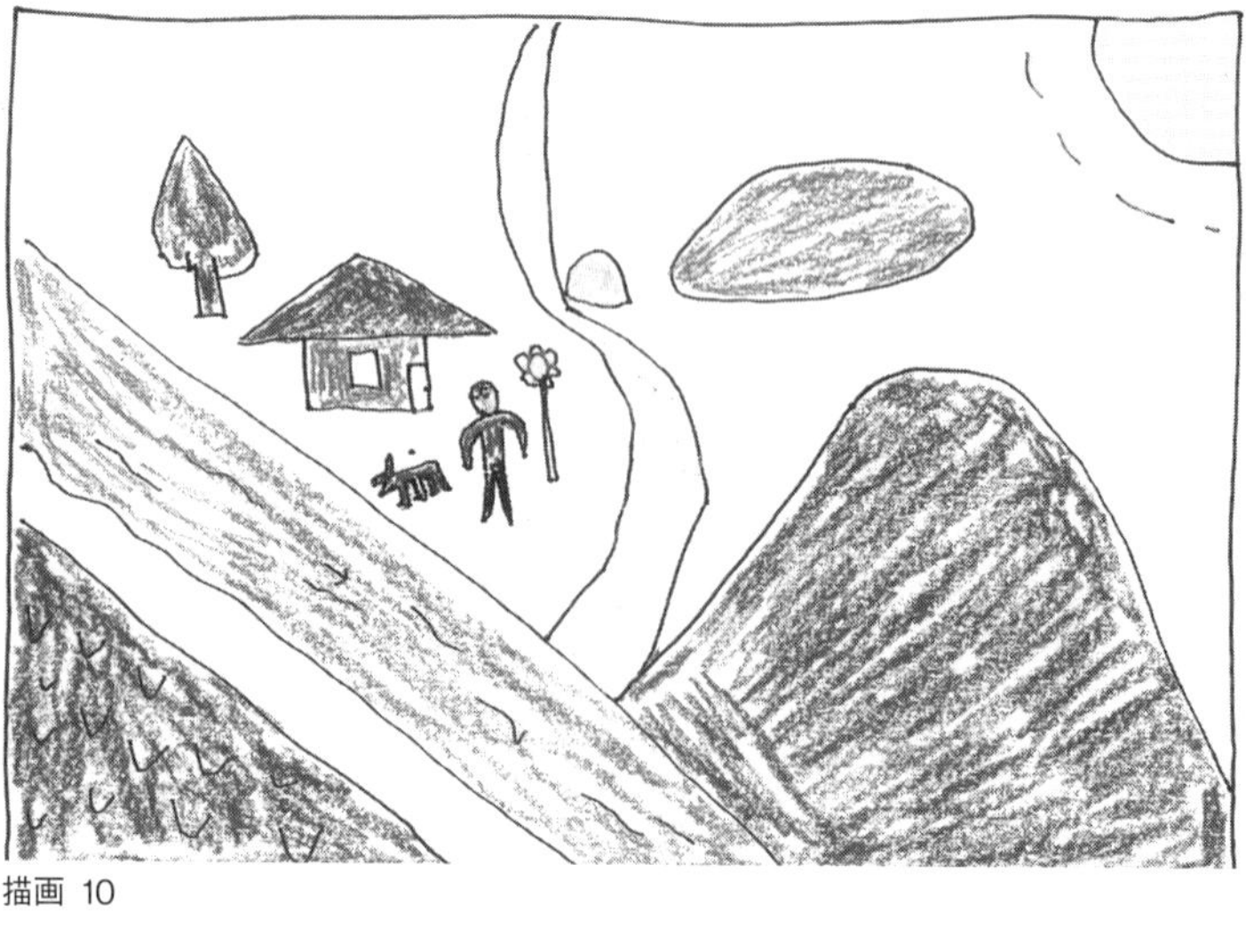

描画 10

者に箱庭療法の導入が可能かどうか調べるために考案されたものですが、絵画療法として一定の間隔をおいて定期的に行うことができます。中井は、胸のレントゲン撮影をするように三カ月に一度程度行い、患者の状態の変化を見てゆくとよいと述べています。筆者は、二次元で箱庭をするような感覚で三～四週間に一度、絵画療法として連続的に行っていくのも有効と考えます。（描画10）

さらに「寛解期後期」においては、自律神経系の機能は次第にゆるやかな調和的振動を示すようになり、消耗感や集中困難はしばしば突如に消失し、患者はにわかに醒《さ》めた人の如き印象を周囲に与えます。季節感が回復し、現在の相の下に過去を眺め、未来を予測しようとする努力がなされます。不安を催起《さいき》せずして過去を回想し、それを一つの連続した物語として捉えることが可能となってきます。患者は他人の存在下でも余裕感を維持することが可能となります。夢機能も回復し、健常者の水準に近づきます。

この時期には、社会復帰のための精神科リハビリテーションが有効に行えるようになります。「箱庭療法」はこの時期になって初めて適応となります。箱の枠の効果を強調し、アイテムの棚の規模は一望《いちぼう》に見渡せる程度とし、悪夢的な怪物やこみいった細部をもつアイテムや、あまりに大きなものは除くとよいです。「寛解期前期」に有効であった非言語的治療も引き続き有効です。やがて、患者の言語活動は次第に活発となり、言語の発見論的使用が可能となります。

ある時点を境にして患者は次第に絵画等に興味を失い、対話によるカウンセリングが有効になってきます。

中井久夫らによる日本の絵画療法の発展には目覚ましいものがあり、ＬＭＴは世界に発信しうる画期的技法です。

⑤生活臨床　Living learning

生活臨床は日本で開発された心理療法で、統合失調症者の再発予防と社会復帰のための援助に大変有効です。統合失調症者の症状が、生活の安定にともなって安定し、生活の破綻《はたん》にともなって悪化するという事実に基づき、統合失調症者を社会における生活者と見て、心理的援助を行っていきます。初めは群馬大学精神科で考案・実践され、その後、東京大学精神科デイホスピタル等全国で発展しました。生活臨床とは以下のようなものです〈臺 弘編『分裂病の生活臨床』創造出版、一九七八年〈参照〉〉。

社会復帰のための精神科リハビリテーション治療において、統合失調症者はいくつかの典型的特徴を示します。

1 生活特徴

各々の統合失調症者が社会生活において執着している課題は、次の四つのカテゴリーのどれか一つに当てはまります。

金　経済状態

名誉　プライド・社会的地位

色　異性との愛情関係

身体　身体的健康

統合失調症者はこの四つの課題のどれか一つを自分の弱点としており、同じ課題で破綻をきたすたびに症状の悪化・再発を繰り返しています。これを「生活特徴」と呼びます。各人に特有の生活特徴以外のカテゴリーで破綻しても、悩みはしますが、急性精神病状態の再燃をきたすことはありません。例えば、「金」が生活特徴の統合失調症者がいたとします。彼が借金や経済的危機に瀕した時は、再燃の危険性が非常に高くなります。彼が「色」の課題で彼女にふられたとしても、悩みはしますが再発することはほとんどありません。

2 生活類型

統合失調症者は、次の三つのタイプのうちのどれか一つのタイプに基づいて日常の社会生活を送っています。これを「生活類型」と呼びます。

受動型

能動型

自己啓発型

受動型は社会生活において現状に安住し、万事他人まかせで、自分から変化を作り出そうとしません。能動型は社会生活で現状に安定せず、生活にとかく不満を表し、自分から変化と拡大を作り出そうとします。自己啓発型は、生活上の困った状況に対して、治療者のアドバイスには従わず自ら考えたやり方で実践して、その成否の結果から社会的判断基準を体得していきます。大まかな傾向としては、統合失調症のサブタイプでいうと、破瓜型・緊張型・妄想型には受動型と能動型が多く、単純型や潜伏統合失調症（境界例）には自己啓発型が多いという印象を受けます。

3 生活臨床の治療技法

統合失調症者は、いつも同じ生活特徴で破綻をきたし再発を繰り返しているにもかかわらず、自分自身ではそれに気づいていないことが非常に多いのです。このため、まず初めに治療者は、発病後の経過や生育歴を検討して、各統合失調症者の「生活特徴」と「生活類型」を見定めます。その後、各「生活類型」に基づいて、生活臨床の技法による心理療法的アプローチを行っていきます。

まず、生活類型が「受動型」と「能動型」のタイプの場合について述べます。一般に心理療法においては、治療者はクライエント（患者）に対してアドバイスはせず、彼らの主体性に委ねるように接してゆくのが原則ですが、この二つの類型の統合失調者の場合は対応が異なります。彼らが社会生活上の困難な問題に直面している時、彼らの主体性を尊重する意図で、決定を本人に委《ゆだ》ねるというのは、本人をいたずらに迷わせて精神病症状の悪化を招いてしまいます。これは、彼らの自我がまだ十分な力を回復しておらず、自分一人ではストレスに耐えるのが難しいためです。また、統合失調症の症状として一時に少しのことしか学習せず、一度学習したことが一般化するにも時間がかかるという特徴を考慮する必要があります。これらを踏まえた治療者の基本的態度の五原則は、①時期を失せず、②具体的に、③断定的に、④反復して、⑤余計なことは言わない、となります。

「受動型」のタイプが生活特徴において破綻をきたしそうな時には、治療者は具体的アドバイスを与えて破綻を防止します。一般にこのタイプでは、生活の枠が決まると枠が変化しない限り本人は動揺しないし、動揺しそうな時も本人への働きかけ以上に環境調整が大事なことが多いのです。

「能動型」のタイプは、環境調整だけではなかなか社会生活が安定せず、無謀な生活拡大に取り組んで失敗するパターンを本人自身がある程度洞察《どうさつ》するまでは、本人に対する強力な働きかけが必要になります。彼らは、治療者の具体的アドバイスに耳を傾けるのが困難です。生活特徴でない課題で失敗しそうな時は、再燃の危険は少ないので様子を見守ることができます。生活特徴の課題で失敗しそうな時は、再燃の危険が大きいので、次のような対応をして生活の破綻に至らないようアドバイスしていきます。①期限を明確にして実行を延期する。②別の生活特徴を刺激して、問題となっている生活特徴をおさえる。③本人に具体的な道程を踏ませて決定させる。

次に「自己啓発型」のタイプについて述べます。このタイプでは、先に述べた五原則に基づいた働きかけは過剰な反発を引き起こし、生活の破綻を助長してしまうので禁忌《タブー》です。彼らには、個人心理面接だけでなく、デイケアや生活技能訓練（Social Skills Training）などの現実生活における集団生活場面も併用します。個人心理療法場面でも現実に根ざした集団状況の話題を取り上げ、自分のことを客観的に観察できるよう援助することが大切です。患者は徐々に自分自身の弱点を洞察できるようになり、生活の破綻から症状の再発に至ることが少なくなってきます。

宮内勝は、自己啓発型のタイプへの基本的対応原則を以下のように述べています（宮内勝『精神科デイケアマニュアル』金剛出版、一九九四年）。

以下に述べる接近法を、著者（＝宮内）らは役割啓発的接近法と呼び、従来の生活臨床の接近法を役割指示的接近法と呼んで区別している。この両者をタイプに応じて使い分ける。以下、役割啓発的接近法について述べる。

個人面接における全過程を通じての一般的原則は、①個人面接場面で集団生活場面のことを扱う。②不即不離の距離を取る。③判断・決定は本人に任せ、治療者は情報提供に徹する。④支持・評価は簡潔に行なう。ことである。

啓発型を個人面接のみで治療しようとすると、本人は内面的な話、抽象的な話を延々とつづけることに終始し、そのうちアクティングアウトを起こし、治療者を振り回す。この特徴を引き出さないために個人面接場面のほかにその患者が生活するなんらかの集団生活場面を設ける。そして、個人面接ではできるだけその集団生活場面での出来事や体験を聞かせてもらう。患者は治療者との関係からのみでなく集団との関係で自分を見、語るようになる。その集積が洞察へと繋《つな》がっていく。集団としては、デイケアや共同作業所が適当であろう。啓発型は、治療者との心理的距離の変化に敏感《びんかん》で、治療者が近づこうとすると遠ざかり、治療者が遠ざかろうとすると近づいてくる。治療者の心理的距離の取り方で患者を振り回してしまう。そこで、治療者は、心理的距離を一定に保つことが大切である。患者が遠ざかって行くときに後を追わず、近づいてきても動かない。そうすると患者は治療者を自分を映し出す鏡のように位置づけ、鏡に向かって話しているかのように話し、話している自分（映っている自分）を見て判断をする。的確な判断ができるように、鏡は動いてはいけない。そして、判断・決定に関わることは本人に任せる。治療者が言葉で指示すれば、ほとんどの場合、本人は別の選択肢《せんたくし》を選び、判断を間違えてしまう。

宮内はさらに「自己啓発型」タイプの統合失調症の経過を、とじこもりから誇大的空想や空想的行動に至るループと、現実的思考から現実的行動に至るループに分け、治療者の適切な治療的関与によって、前者のループから後者のループに向かうことが増え、やがて社会適応へと抜け出していくと論じています。

生活臨床は、社会復帰のための精神科リハビリテーション段階、寛解期後期以降の段階にある統合失調症者の心理療法には、強力な武器となると言えるでしょう。

(3) ユング派分析家たちの取り組み

統合失調症の心理療法に積極的に取り組んできた何人かのユング派分析家たちがいます。

① C・G・ユング Jung の分析療法

ユングはその心理臨床家としての経歴を、精神科医・精神分析家としてスイスのチューリッヒ大学付属ブルクヘルツリ精神科病院に入院している統合失調症者への接近から始め、後に開業してからも外来で統合失調症者の分析療法を続けました。彼の統合失調症者への治療原則は、まず第一に自我の強化、次に無意識の補償的機能に対して自我が開かれた態度をとれるようになることです。ユングは次のように述べています。

意識と無意識の間の亀裂《きれつ》が広がるほど、人格の分裂が近づいてくる、その結果は、神経症的気質のひとなら神経症、精神病の素質のあるひとなら統合失調症、つまり人格の崩壊である。治療がめざすのは、無意識の傾向を意識に統合することによって分裂を減少させ、うまくゆけば解消することである。（CW5：pp.683）

ところが若いころすでにはじまっていたかもしれない一定の分裂があらかじめある場合は、無意識が前進するたびに、意識と無意識との距《へだた》りが大きくなる。この種の分裂を解消するためには、ふつう人為的な援助が必要である。わたしがミラー（＝統合失調症者）の治療にあたったのであれば、この書物に記したようなことをいろいろ話して、集合的無意識の内容を理解できるところまでかの女の意識を訓練しなくてはならなかっただろう。「集団表象」（レヴィ＝ブリュール）――それ自体すでに未開人の間では精神療法的な意味をもっている――の助けを借りなくては、無意識の産物の間の元型的な関係は理解できない。（CW5：pp.683続き）

信仰で問題になるのは、生に必要な意味を付与する中心的な重大な「上位概念」であるから、人間の心を全体として表現する姿勢を求めて無意識の補償の努力をしている患者を理解するために、なによりもまずみずから象徴をとらえなおすという任務が心理療法医に課せられる。（CW5：pp.346）

ユングは統合失調症の心理療法の可能性を信じていましたが、慎重な態度をとっています。魔法のように簡単にパッとよくなるような生易しいものではなく、苦難に満ちた長い道程の先に一筋の光明が見えるということです。ユングは、統合失調症の心理療法家が心理的感染によって二人組精神病になる危険性に警鐘を鳴らし、統合失調症の心理療法をする者は教育分析を含めた重厚なトレーニングを受ける必要があると指摘しています。

ユングは述べています。

しかし、重篤な症例の心理療法には限界がある。適切な治療方法がすでに存在していると思うのは誤りである。この点における理論的仮説はほとんど当てにならない。また、治療技法について拘《こだわ》りすぎないほうが上《う》手《ま》くいく。真に大事なことは、治療者の個人的コミットメント、強い決意、献身、そして自己犠牲である。共感的な看護師や素人が勇気と献身によって患者と心的ラポール（信頼できる繋《つな》がり）を再確立し、本当に奇跡的治療成果をあげるのを私は見て来た。当然、ごく少数の医師が限られた数の患者に対して、このように困難な仕事を遂行することができる。しかし、そうであっても、もし治療者がもちこたえられるならば、心理療法によって、重篤な統合失調症者に著しい改善を成し遂げ、治癒さえもたらしうるのである。問題は、治療には尋常でない努力を要するだけでなく、やや不安定な素因をもつ治療者に心的感染を引き起こしうるということである。この種の治療において、私は三例を下らない誘発精神病を見て来た。（CW3：pp.573）

ユングは、自分が分析治療をした統合失調症の事例を紹介しています。彼がどのように分析治療をしていたかを垣間見ることができます。

彼は著述しています。

治療の結果はしばしば好奇心をそそる。私は六十歳の未亡人の症例を思い出す。彼女は、精神科病院への二、三カ月の入院が必要であった急性精神病状態の後、三十年間に渡って慢性的幻聴を患ってきた。たくさんの幻聴が全身に分布し、特に身体の開口部や胸と臍《へそ》の周りに集中していた。彼女は、これらの心痛に非常に悩まされて来た。私はこの症例を治療することになった。患者の知性は限られていたので、治療的観点からすると、私には望み薄に思えた。彼女は家事をこなすことはできたが、彼女との知的会話はやっと可能なくらいであった。彼女が〝神の声〟と呼ぶ一つの声を選び出してかかわることにより、事態は最善の方向に進んだ。その声は胸骨の中央に限局していた。声は次のように彼女に告げた。すなわち、毎回の治療セッションで私に聖書の一章を選んでもらって読み、その後に家で暗唱し、熟考しなさいと。やがて、この特殊な提案は価値ある治療法であることが証明された。なぜなら、これは患者の会話と表現力を助けるのみならず、心的ラポールを顕著に向上させたからである。最終的な治療結果としては、八年の後、彼女の右半身からは完全に幻聴が無くなった。声は左半身にのみ持続していた。この予期しなかった治療結果は、おそらく患者の注意と興味が生き生きと保たれていたことによるであろう。（CW3：pp.574）

統合失調症は、人間存在の根幹に深く関わっているので、ユングは心理療法と生物学的治療（薬物療法等）の両方を価値あるものとみています。

彼は述べています。

私の視点では、統合失調症の研究は未来の精神医学にとって最も重要な仕事である。今日見る限りこの疾病《しっぺい》は一極に偏った説明を許さないので、問題は生理学的と心理学的という二つの点をもつ。この症候学は一方ではおそらく毒素的性質の破壊過程が潜んでいることを指摘し、もう一方では、心因は除外されておらず（適応のある症例には）心理療法が有効である故に、心理的要因も同様に重要であると指摘している。生理学と心理学の両方のアプローチ共に、理論的かつ治療的領域における展望を開いてくれるのである。（CW3：pp.552）

②フィリップ・メトマン Philip Metman の通院治療の取り組み

メトマンはロンドンのユング派分析家で、統合失調症を通院心理療法で治療しました。彼は統合失調症者の自我を三つのタイプに分類しました。元型が極限的危機を奇跡的に超越する方法に基づいて、彼は三つの主要なタイプを見い出したのです（*The Ego in Schizophrenia: The Accessibility of Schizophrenics to Analytic Approaches*, J. Analyt. Psychology, 1;161-176. 1956, *The Ego in Schizophrenia; Types and Their Treatment under Consulting-room Conditions*, J. Analyt. Psychology, 2;51-57. 1957〈参照〉）。

一つめは発育不全の自我（rudimentary-ego）タイプです。元型の自己調節システムから、組織化された自我が分離しておらず、大人の責任ある生活が始まる地点にまだ達していません。このタイプは、周囲の環境に対して最低限の適応を発達させるだけです。彼の自我意識の発達過程は、持続性があったとしても、発育不全の自我に至るのが精一杯です。これはユングの言う意識の力の弱すぎるタイプの統合失調症です。

二つめは偽りの自我（pseudo-ego）タイプです。このタイプは自身の奇怪なイマジネーションに脅かされ、元型に対して傷つきやすく、不信に満ちた関係性を発達させます。脆弱な自我を防衛するために、集合的意識ないし集合的な支配原理やドグマに同一化しています。このタイプは柔軟性の相違によってさらに二つのサブタイプに分類されます。より硬いサブタイプでは、集合的意識に強固に結びつき、最も奇妙で偏狭な偏見に固執しています。

三つめは自我の代理（ego-substitute）タイプです。最強の元型であるセルフと同一化することによって自我の弱点を補強しています。このタイプは、セルフの権威と力を我がものと見なして自我膨張を起こし、元型的観念に満ちた独特の自我意識をもっています。特異な元型的観念を、預言者や教祖として受け入れてくれる集団に恵まれることがあります。

心理療法はそれぞれのタイプと特徴に基づきます。発育不全の自我タイプでは、保護的に守られながら現実世界に触れていき、自我の成熟を促していく必要があります。偽りの自我タイプでは、治療者は患者と適切な距離を保ちながら、彼らの偽りの自我を尊重することが大切です。それによって、統合失調症者は偽りの自我が防衛であるという洞察を深められるようになり、徐々にこの防衛を手放していくようになります。自我の代理タイプでは、神の世界と人間の世界とを仲介するマナ人格として、ある種の教団で尊重され適応できるようになります。そのため分析治療を受けに来ることはあまりありません。

③織田尚生《たかお》の王権の心理学

織田尚生は日本のユング派分析家で、統合失調症の回復過程を研究しました。統合失調症においては、内面的な宇宙構造が破壊されているので、患者は内面的宇宙を再構成するために、世界創造の段階にまで退行する必要があります。織田の言う「王権の心理学」とは、統合失調症の心的宇宙の創造的治癒過程と並行して進む、中心の形成を意味します（織田尚生『王権の心理学』第三文明社、一九九〇年〈参照〉）。

統合失調症急性期の危機的状態において、心は中心に結びつくことによってこの危機を乗り越えようとします。自我意識が強化される間、宇宙的投影と取り込みの過程が進行します。中心の脅威的影響から自我を守るために、宇宙的投影過程にはポジティブな効果があります。宇宙的投影の間に、より病気に冒された中心のイメージの部分が革新されることも重要です。この革新によって自我がより強化された時、天の中心は、神話的な意味での中つ国の中心に変容し、統合失調症の自我は心の中心の変容したイメージに親しい結びつきを保持できるようになります。

重篤な統合失調症では、中心のイメージは解体します。心の中心は分裂しませんが、中心のイメージは分裂します。この分裂は元型的現象です。中心イメージの複数性は、神話的に太陽神の複数性や、空の複数の太陽のイメージによって表現されます。心の中心とはセルフです。統合失調症の回復過程の初期は、自我は無意識から十分離れていませんが、投影の過程によって中心からはより離れています。

中心イメージの変容はクライマックスに至ります。初めに地下の世界が創造され、次に太陽神が死んで再生します。中心イメージの死の過程の間、統合失調症者は抑うつ状態となり、その再生後、彼らは精神病症状から回復します。中心イメージの変容はより進展します。この時期では、内界の中心の投影が統合失調症者によって引き戻されることが重要です。

統合失調症者はどの時期でも回復を中止できます。特に、太陽を描画する時点で、統合失調症者は元型的中心に同一化してそこに留まるが故に、この時期を通り過ぎて先に進むことが時々不可能になります。

④武野俊弥の生きた神話の生成

武野俊弥は、統合失調症の分析療法に精力的に取り組んでいる日本のユング派分析家・精神科医です。彼は、統合失調症者が親密な「私‐あなた」関係を自我と無意識の間に確立することによって、自分自身に固有の「生きた神話」を取り戻し、幻覚・妄想から脱して病状が回復すると述べています（武野俊弥『分裂病の神話』新曜社、一九九四年〈参照〉）。

真実の創造的人間関係は、「私」と「あなた」が互いに出会う時にのみ可能であり、人格の統合はこの関係を通してのみ促進されます。なぜなら、親密な「私‐あなた」関係によってのみ、双方向的なコミュニケーションと弁証法的過程が作りだされるからです。ここに、統合失調症の最も重要な病因があります。統合失調症者の自我と無意識の関係においては、親密な「私‐あなた」関係が欠如していて、相手をまったくのストレンジャーとみる「私‐彼」ま たは、相手を私の一部分に取りこんでしまう「私‐私」関係になってしまっています。まさに、統合失調症の基本的病理は自我の関係性にあると言えます。

発病の初期においては、統合失調症者の無意識は、自身の本性を明かさない、脅威的かつ圧倒的ストレンジャーとして出現します。そして、この目に見えないストレンジャーは、生々しい身体的気づきを伴って、さまざまな幻聴や妄想的他者に分化し始めます。しかし、この他者は、「彼」または「彼女」に留まり続け、統合失調症者に本性が明らかになった後でさえも「あなた」になることはありえません。遅かれ早かれ患者は、このA男またはB女が迫害すると理解し始めます。迫害する他者の本性が暴露されることにより、迫害者の脅威的・圧倒的力は少しだけ小さくはなります。しかし、このA男またはB女はまだ第三者の地位に留まり、生々しい身体的気づきを伴って、見えないだれかとして一方的に患者に影響を及ぼし続けます。

このようなことが、家族や友人関係といった元来は親密な「私‐あなた」関係であったところにも起ってきます。親密な家族、友人、恋人でさえも二人称の「あなた」性を失い、「彼」「彼女」といった第三者となります。例えば、患者の愛する妻は、彼の妻によく似たストレンジャーに変化するのです。彼女は二人称性を失い、患者にとって替え玉以外の何ものでもなくなります。または、彼女は、彼を毒殺する危険な敵にさえなります。

一方、一部の統合失調症者は憑依された状態に同一化して、無意識との関係は「私 - 私」関係となります。つまり患者は、本来は集合的な元型であるものを個人的なものと信ずるのです。言葉を変えていえば、彼らは元型を他者とは見ずに、元型と同一化します。これは、元型が患者の一部分となり、自閉的・自己愛的状態に導かれることを意味します。

どちらにしろ、統合失調症者の、自我と無意識の関係の顕著な特徴は、「私 - あなた」関係の欠如です。個性化過程の基盤は、二人の間の双方向的・弁証法的過程にあります。特に、自我と無意識、個人と他者、人と取り巻く環境の間の「私 - あなた」関係にあります。

ユングは次のように述べています。

関係をもたない人間は全体性を手にすることがない。なぜなら彼は魂によって以外にはそれを得ることができないが、この魂も、つねに「他者」の中に見出される、もう一つの面がなければ存在できないからである。全体性は「私」と「他者」との合成からなり、それらはある超越的な統一体の一部分として現れるが、この統一体の本質は象徴的にのみ、すなわち、たとえば円、薔薇《ばら》、車輪、あるいは〈太陽と月の結合〉、といったシンボルによってしか捉《とら》えることができない。（CW16：pp.454）

この意味で、統合失調症者の内面における「私‐あなた」関係の欠如は非常に重篤な事態です。さらに、「私‐あなた」関係の欠如は、外界の人や環境との関係にも及びます。ゆえに、自我と無意識の間に「私‐あなた」関係を確立することは、統合失調症の心理療法の最も緊急な課題です。

ユング派の治療のうち、例えば能動的想像法では、私たちは各イメージを具現化して「あなた」と語りかけ、それとの間に「私‐あなた」関係を作り上げていきます。夢分析は、無意識と「私‐あなた」関係をもつ試みと言えます。絵画療法やイメージを使った心理療法も、無意識の他者性を生きた前面の空間に招いて、「私‐あなた」関係を確立することを目的としています。

自我と無意識、とりわけ集合的無意識との親密な「私‐あなた」関係が重要です。少なくとも、この関係が、統合失調症の発病を予防したり延期したり、病気の進行を遅らせるのに役立ちます。なぜなら発病直前において、統合失調症者は集合的無意識の存在を無視しようとし、それと「私‐私」関係に陥っているからです。しばしば、この傾向性が、精神病の進展を促進するのです。

ユングの統合失調症病院臨床に端を発したユング心理学は、統合失調症の心理療法に大変有効な枠組みを有しています。
筆者は、〝自我の強化〟には現実生活の充実、塗り絵による自我境界の再構築、中心の形成のための絵画療法、薬物療法が有効と考えます。これを十分に行って集合的無意識との接触にある程度耐えられるくらいまで自我が強化されたら、〝自我と集合的無意識の間に親密な「私－あなた」関係を作る〟ため、治療者の守りのもとで、妄想の意味を象徴解釈で捉えて各人に固有の「生きた神話」を見い出したり、幻聴を「あなた」と呼んで対話を試みたりすることが有効になりうるでしょう。

⑤統合失調症の五事例に対するユング派の心理療法

ここで統合失調症の五事例をユング派心理療法の観点から振り返り、ユング派の分析療法をどのように展開できるかについて考察します。

一郎（事例1）はネガティブなグレートマザーに脅かされていました。ネガティブなグレートマザーは、前主治医の女医に投影され、彼は大変攻撃的になっていました。元型レベルでのネガティブな母親転移が起こっていたと言えます。一方、一郎は筆者にはポジティブな友だち転移を向け、状況はまったく違ったものになっていました。これは、個人の治療者の素質を超えて、男女という性別や元型的布置が影響要因になることもありうるということです。時と場合によっては、筆者自身が逆の立場に立たされることもあります。心理療法家は、すべてを自分一人で抱え込むことはできず、場合によっては異性の心理療法家に紹介（リファー）することが有効なこともあります。心理療法家は、自身の限界を謙虚に自覚しつつセラピーに取り組むことが必要でしょう。

一郎の自我はとても弱く、彼がネガティブなグレートマザーの幻聴とコミュニケーションをとり、その意味を理解することは不可能でした。筆者は彼のベッドサイドに毎日行き、多くを語らずそこに座り、時間と空間を共にしました。このシュヴィング女史的接近が彼には有効でした。なぜならこれこそ〝母なるもの〟（Die Mütterlichkeit）を提供する態度だからです。徐々に、彼に元々備わっていたポジティブなグレートマザーが布置されてきました。〝母なるもの〟はコンテイナー（器、抱えてくれるもの）となって彼を守り、この安全な状態の中で彼の自我は徐々に強化されてきました。集団絵画療法における塗り絵もまた、彼にコンテイナーと枠を提供するものでした。これは、また有効な方法であり、彼の病状は改善してきました。

花子（事例2）は、ネガティブな父母元型に脅かされていました。しかし、これは彼女の自我から見た時にネガティブに見えるということで、心の全体性から見れば、子どもから大人へのイニシエーションをもたらすポジティブな側面も内包しています。

一郎との大きな違いは、現実の花子の父母は決して大きな問題を抱えているわけではなく通常の親であり、彼女のテーマは初めから個人的父母を超えた元型的父母によるイニシエーション過程だということです。筆者はこのことを入院十一日目以降、折に触れて徐々に、陰に陽に彼女に伝えていきました。社会復帰の精神科リハビリテーションを徐々に進めて彼女の自我の強化と自立へむけての過程を推進すると同時に、自我と無意識の良好な関係性を取り戻すために自分の味方になってくれる幻聴とのみ対話するように促しました。幾多の行きつ戻りつを繰り返しながらも、花子は徐々にイニシエーション過程を進めていくことができたのです。彼女の「家を出て、生活保護を受け、仕事に就く」という申し出に対しては、頭から否定するというのではなく、実行を保留にして、イニシエーションという心の仕事をまず進めてから決めていくという態度をとり続けていきました。


次郎（事例3）は、ネガティブなアニマに悩まされ、同時にポジティブなアニマに魅了されていました。男子閉鎖病棟への転棟は、守られた空間を彼に保障しました。このことによって、ネガティブなアニマの影響は小さくなってきました。

その後、彼はポジティブなアニマに魅了されることによるアクティング・アウトの危険に見舞われました。ポジティブなアニマの幻聴と対話して、現実的な声と非現実的な声を識別することが、彼には必要でした。非現実的な声に対して彼は、「なぜそんなことを言うのか？」と尋ねることができると有効でしょう。

彼にとっては、アニマとのよい関係性を築くことが重要です。しかし、より重要なことは、治療者である筆者と次郎とのよい関係性の構築です。これを通して、彼は「失われたエロス原理」を取り戻すことができるようになります。エロス原理とは、関係性をつける原理です。統合失調症者はエロス原理を失っており、その心は分裂しています。エロス原理によって、彼はポジティブアニマとネガティブアニマを統合することができるようになるでしょう。簡単なことではありませんが、彼は現実とのよき関係性を築き、病状も改善に向かうでしょう。

理香（事例4） はネガティブなアニムスに悩まされていました。彼女がアニムスを投影した治療者と良好な関係性を築くことができれば、やがて現実の世界でも男性との間に良好な関係性をもてるようになるでしょう。これによって、ポジティブなアニムスが布置される可能性があります。共時的に現実の世界にボーイフレンドが現れ、彼女の病状が改善に向かうことも期待されるでしょう。

太郎（事例5）は、ネガティブなグレートマザーに悩まされていました。社会復帰への精神科リハビリテーションによって、彼は社会適応していきました。彼は、呑《の》み込むネガティブなグレートマザーから独立することができ、病状は改善していきました。

(4) 仏法的接近

仏法では、統合失調症を含む精神病の根本的病因を重篤な煩悩《ぼんのう》としてとらえています。仏法の目的は元来、いかにして煩悩を変容させるかにあったので、これは統合失調症の治療に関わりうると思われます。『大智度論』にあるように、統合失調症者が煩悩によって混乱しているとしても、仏に会うことによって彼らはよい方向に向かいます。治療の根本は、いかにして統合失調症者が仏を自覚するかにあると言えるでしょう。それでは、「仏とは何なのか?」「仏法による超越(仏法の目的)とは何なのか?」——この点について考察を進めていきます。

⑴ 仏法による超越

仏法による超越の世界は〝涅槃《ねはん》〟と呼ばれています。涅槃は、仏法者の人生における精神的目標に相当します。より広い意味においては、涅槃という言葉は悟りと同じ意味で使われ、最高の精神的状態を表しています。

1　小乗仏教

小乗仏教経典においては、人間の実存的問題に対する実践的解決として、第一に涅槃を志向しました。涅槃という言葉は、死または解脱を意味しました。一つの顕著な傾向は、貪《むさぼ》り・瞋《いか》り・癡《おろ》かに支配された生死の苦しみの世界である輪廻《りんね》転生からの解放として、涅槃を理解することです。パーリ語仏教経典では、輪廻のない涅槃と、輪廻のある涅槃を区別しています。多くの生死を輪廻転生で繰り返しながら仏道修行を進め、ついに、渇愛とそのネガティブな作用が顕現しないステージに至ります。これを輪廻のある涅槃といいます。なぜなら、前世からのネガティブな宿業《しゅくごう》（カルマ）が残り続いているからです。悟った人でもまだ肉体的苦痛を経験します。いったん、これら残っているものが消滅し、人が死ぬと、完全な〝輪廻のない涅槃〟が成就《じょうじゅ》します。小乗仏教における涅槃は、輪廻転生を超えた永遠の至福《しふく》の世界を意味していま す。

2　インドの大乗仏教

インドの大乗仏教では、涅槃を苦難から逃れることと位置づけ、涅槃と輪廻の対立を最小限にしました。涅槃と輪廻転生は相関関係にあるとしたのです。両者とも一方のみでは完全でありえないと竜樹《りゅうじゅ》は説きます。心は、幻想（輪廻転生）と悟り（涅槃）の両方を基盤としています。だれでも、もともと中核にもっている仏界が、幻想の殻《から》に被われているのです。仏道修行は、個人の内にある仏界を明らかにし顕現《けんげん》する方法であると、無著《むじゃく》と世親《せしん》は説きました。

3　東アジアの大乗仏教

一般に大乗仏教では、そこから解放されるべき苦難よりも、悟りとは覚醒《かくせい》であるという真理（理念）に、より興味をいだいています。このことが、輪廻転生からの解放としての涅槃の重要性を消滅させました。もう一つの大乗仏教の理念は、だれでも現世において悟りを得ることができるということです。両方の理念とも、中国思想によく適しています。大乗仏教の理想は菩薩であるとされました。菩薩とは悟りを得た人であり、他人を悟りに導くことによって、他人の苦難を軽減する活動に積極的に取り組みます。小乗仏教も大乗仏教も悟りを目標としてはいますが、違いがあります。小乗仏教では、悟りは一度に一人のみが成就《じょうじゅ》し、他のすべての人々は頂点にある人の精神的進歩を支え、押し上げる役割を果たします。大乗仏教では、頂点にいる菩薩は後ろに続く人々を振り返り、すべての人が同時に悟りを成就するまで引き上げる役割を果たします。

〔天台仏教〕

中国の天台思想では、すべての物事の相互作用を強調します。すべてが、無生物までもが、仏界を賦与《ふよ》されていると説きます。世界全体が、それ自体で、すでに悟っています。目標は、自分自身の生命の内にある仏界を悟り、覚醒し、顕現することにあります。天台仏教では、本来の宇宙の調和の認識と、宇宙の親密な一部分であるという感情に焦点を当てています。そして、教相判釈《きょうそうはんしゃく》において大乗経典の法華経を最も重要視しています。

〔禅仏教〕

禅仏教では、師匠から弟子への直接の〝心の伝達〟を重視し、典型的仏法原理や仏教経典を重視しないことに特徴があります。悟り（涅槃）とは、歴史的な仏である釈尊《しゃくそん》にまでさかのぼる悟りを得た人の特別な系譜の具現化であると考えます。中国の北伝派では徐々に悟る〝漸《ぜん》悟《ご》〟を強調し、南伝派では一気に悟る〝頓悟《とんご》〟を強調します。

〔浄土仏教〕

浄土仏教の基礎はインドの仏教経典にありますが、東アジアにおいて完全に開花しました。もし人が、阿弥陀仏《あみだぶつ》の慈悲と救済力を完全に信じて、阿弥陀仏の名前を呼べば（称名《しょうみょう》念仏）、極楽浄土に生まれ変わることが保障されます。現代人は、自力では涅槃を成就することができないので、自力を放棄し、阿弥陀仏の慈悲の誓約に完全に委《ゆだ》ねられるべきであるとします。

〔密教〕

密教またはタントラ仏教は、一般に大乗仏教の延長線上で見られてきています。密教は、チベットと日本で最も長期的に影響を及ぼしてきました。涅槃の理解について、密教では現実の仏の悟りに感応することが悟りであるとします。タントラの儀式を行うことによって、自分自身の言葉・行為・思考が宇宙仏（大日如来《だいにちにょらい》）の悟りの具体的表現になると信じられています。

〔日蓮仏教〕

日本の日蓮（一二二二～八二）は、法華経の思想を体系づけた天台思想をさらに発展させ、完成させました。日蓮仏教では、すべての人は十段階の心の状態をもっているとします。これを十界論といいます（第一章(4)-③参照）。日々の生活の一瞬一瞬、人はこの十の状態の内のどれか一つを顕現しています。最低の状態から最高の状態まで順に示すと、地獄界、餓鬼界、畜生界、修羅界、人界、天界、声聞界、縁覚界、菩薩界、仏界となります。すべての十の状態は、ポジティブな側面とネガティブな側面の両方をもっています。涅槃とは、宇宙一切根源の法則である南無妙法蓮華経に基づいて生きてゆくことだとしています。宇宙一切根源の法則に基づくことにより、十の状態を統合し、各状態のネガティブな側面をポジティブな側面に転換させることができるとしました。涅槃は、菩薩行という仏道修行の末にあるのではありません。涅槃は、仏道修行の過程そのものの中にあります。私たちは、自分自身の内に仏があると自覚した時、涅槃に至ります。仏と普通の人の間に根本的な相違はありません。仏とは、スーパーマンのような超越的な人ではなく、すべての人の内に仏が存在しているという真理に目覚めた普通の人です。この真理を他者に教え、現実社会における苦難を転換させる人こそが仏であるといいます。

4　深層心理学的解釈

宗教とは何か？　ユングは次のように述べています。

私が宗教について語る時、この概念でもって何をいおうとしているかをあらかじめ説明しておく必要があります。宗教はそれを表すラテン語から明らかなように、ルドルフ・オットーがいみじくもヌーメン性（numinosum）と呼んだものを注意深く良心的にみつめることです。このヌーメン性とは力動的《りきどうてき》な存在もしくは作用で、意志の行為では引き起こせません。反対に、その作用が人間という主体を捉《とら》え、支配するのです。人間はその作用の創造主であるというよりはむしろ犠牲者《ぎせいしゃ》になっています。ヌーメン性は、その原因が何であれ、主体の条件であり、主体の意志から独立しています。（ＣＷ11：pp.6）

宗教は人間の精神の特殊な態度であるように思われます。それをreligioという言葉のもともとの使い方にならって次のように表現できるのではないかと思います。すなわち、もろもろの霊、デーモン、神、法、観念、理想、その他人間が自分の世界で力強く、危険で、あるいは慈悲深いものとして経験してきた要因をどのように名づけようとも、「もろもろの力」としてみなされるある種の力動的な要因を注意深く考慮して観察することによって、それらに心のこもった配慮を与え、充分に偉大で美しく意味深いものとして敬虔《けいけん》に崇拝《すうはい》することです。（ＣＷ11：pp.8）

わたしは「宗教」という言葉で信条（creed）のようなものを考えているのではないことを明らかにしておきたいと思います。しかしながら、どんな心情も一方では、もともとヌーメン性の経験にもとづいており、他方では事実、はっきりと経験されたヌーメン的な作用の経験とそこから起こる意識の変化にたいする「信仰ピスティス（πιστις）」、忠誠、信仰、信頼にもとづいています。パウロの回心はその見事な例です。したがって「宗教」という言葉は、ヌーメン性の経験によって変化した意識の特有の態度といえます。（CW11：pp.9）

ヌーメン性とはドイツ語のヌミノーゼ（Numinose）のことで、自我を揺さぶり戦慄《せんりつ》させる神秘と魅惑する神秘を表します。自我からのみ見れば、セルフは外の世界から圧倒するものと捉えられることもあるでしょう。宗教は、セルフによるヌーメン性体験を自我意識にもたらすことに関わっています。ユング心理学の視点からすると、涅槃とは自我がセルフに出会い、自我とセルフが調和した状態に成ることを意味すると言えるでしょう。仏法では、自分自身の内にあるセルフを涅槃として見る傾向があります。

涅槃の概念の捉え方から仏法の歴史を見ると、小乗仏教ではセルフはこの現実の世界から離れて、他の未来の世界に投影されていると言えます。そして、インドの大乗仏教ではセルフは自分自身の心に引き戻されます。東アジアの大乗仏教において、セルフは禅仏教では師弟関係に投影され、浄土仏教では阿弥陀仏に投影され、密教では大日如来に投影されています。天台仏教においては、セルフは投影から引き戻され、宇宙一切根源の法則として具現化されます。さらに、日蓮仏教においては、セルフは今ここの現実世界において生き生きと体験されることになります。

②天台智顗の観念観法

天台の治療法について論じる前に、それ以前の時代の竜樹の『大智度論』に述べられている治療法を見てみます。心病（心の病）の狂（精神病）と乱（神経症等）の治療については次のように述べられています。

仏を見たてまつることを得るが故《ゆえ》に、狂は即《すなわ》ち正を得ることを得たり。

是《かく》の如《ごと》きの乱人は、仏を見たてまつるを得たるが故に、其《そ》の心定まるを得たり。（前掲『大智度論』巻八）

ここで「仏を見たてまつる」ということが重要です。ここで、仏とは外にあっておすがりして助けてもらう仏様ではありません。自分自身の内にある仏を見るということです。ユング心理学的に言えば、自分自身のセルフを見るということになります。では、どうすれば自分自身の内にある仏を見ることができるのでしょうか？　それについて、中国の天台智顗《ちぎ》は観念観法《かんねんかんぽう》として詳しく述べています。

『摩訶止観《まかしかん》』において天台智顗は、病の治療法として六つの方法を述べています。すなわち、「止《し》」「気《き》」「息《そく》」「仮想《けそう》」「観心《かんじん》」「方術《ほうじゅつ》」です。

「止」を用いる治療法とは、精神集中による治療法です。これは、頭・足・丹田《たんでん》（臍《へそ》の八センチ下）・病気の局所など、特定の身体部位に心を集中させる方法です。心を丹田に集中させることによってリラックスできたりします。

「気」を用いる治療法とは、生理的呼吸法による治療法であり、息を吸ったり吐いたりして、身体にそなわった息により気を行う治療法です。この方法によって心身を調えるのです。

「息」を用いる治療法とは、心理的呼吸による治療法であり、心によって起こる息により想いを込めて呼吸を調える方法です。興奮している人は、じっとおさえるような心理で深くて長い呼吸をすると、静穏《せいおん》になることができます。この方法は、興奮して攻撃的になっている統合失調者にも有効です。

「仮想」を用いる治療法とは、一種の自己暗示によるイメージ療法です。例えば、次のようなイメージを思い浮かべていきます。まず頭の上に酥《そ》（蘇）があるとイメージします。次に酥がとろけて身体全体に広がっていきます。最後に、人の病気への固執が解決されていくのです。酥とは、最もすばらしく清浄なバターであり、最高の教えを象徴しています。

「観心」を用いる治療法は、天台智顗の最も重要な治療法であり、観念観法を用いる方法ですが、これについては後に詳述することとし、ここでは『摩訶止観』の文を挙げておきます。

観心の治は、仮想や息などを帯することなく、直ちに心を観ずる方法であり、内と外に推求しても心は得ることはできないのであるから、病が来て一体、誰を苦しめるのか、誰が病を受けるのか、所詮、得ることはできないと観ずるのである。（前掲『摩訶止観』巻八上）

「方術」を用いる治療法は、簡単にいえば中国医学的治療法であり、特に身体疾患《しっかん》に広く用いることができます。しかし、天台智顗の治療では補助的な役割をなすだけです。

さて、最も重要な治療法である観念観法は、病気に苦悩している人の心そのものを明らかに観察します。それにより、人は病気を外ではなく自身の内にあると悟ることができます。天台仏教には一念三千という原理があります。三千とは、各瞬間における生命のさまざまな側面と段階を示すものです。私たちの一念に三千の諸法が具足しているということです。人生の各瞬間において、人の心は、時々刻々と変化する三千の側面のうちのどれか一つを顕現していきます。すべての病気は、三千の側面の一つであると悟ることができます。決して病気に固執しないことが重要です。固執から自由になると、病気を克服する叡智《えいち》が布置《ふち》されるようになります。天台智顗は、観念観法における十の重要なポイントを指摘しています。

第一に、心が不思議な境であると観ずる。

心が思議を超えた不可思議な境《きょう》であると観ずることです。これは病気によって十界（心の十の状態）の世界が生ずることを意味します。さらに私たちの一念に三千の諸法が具足していることを観ずるということです。一念の病の心は空《くう》でも有《う》でもなく、病そのままが仏法の世界となります。病の真実がありのままに観察されてみると、いたずらに喜んだり悲しんだりすることなく、病は癒《い》えるのです。この第一が根本であり、以下の九つはその補助です。『摩訶止観』では次のように言っています。

先ず、思議《しぎ》の境について説くと、病の因縁によって十種の仏法の世界が生ずるのである。

病のために本心を退失し、禅定《ぜんじょう》をやめて、三宝《さんぼう》を誹謗《ひぼう》し、過去の罪が禍《わざわ》いを招いていることを思わないで、善を修しても福はないといい、大きな邪見《じゃけん》を起こすことになるのである。また身を惜しんで命を養い、魚や肉や香辛料《こうしんりょう》や酒などをしょっちゅう飲み食いし節度がなく、また、病気が治って身が壮健になると、五欲の情を恣《ほしいまま》にして、善心がすべて尽き、悪業《あくごう》を盛んにして上・中・下の罪を犯せば、これは病によって三悪道《さんあくどう》の仏法の世界を造ることになるのである。もしも修行者がこの病の苦しみはみな過去の不善によって招いたことであると思い、深く慚愧《ざんき》の心を生じて仏の教えを非難するようなことがなければ、病の苦しみに悩まされても、善心を改めることなく、上・中・下の善を起こすなら、これは病によって三善道の仏法の世界を造ることになるのである。

（中略）

今、観じようとする思議を超える境は、一念の心は空《くう》でもなく有でもなく、法性《ほっしょう》の仏法の世界にほかならないのであり、あらゆるものが病に摂《おさ》まり、病に摂まらないようなものはなく、そのままが仏法の世界なのであって、他の九種の世界と異なるものではないのである。それはちょうど如意珠《にょいじゅ》が空でもなく有でもなく、前にあるのでもなく後にあるのでもないようなものであり、病もこれと同様である。言葉を超え、相状を離れ、寂滅《じゃくめつ》のものであり清浄なものであるから、思議を超えているというのである。このように病の実際をさとってみれば、一体、なにを喜びなにを心配することがあろうか。このように観ずるとき、からりと病は癒えるのである。『金光明経《こんこうみょうきょう》』が、「直接この言葉を聞けば、病は除かれ癒える」というのは、初めの不思議の境を観ずる意である。また、深く重くて除き癒すことがむずかしい病があれば、長者の所に行って諸薬を調合してもらって、病を治すことになるのであり、それは後の九種の観の意である。(前掲『摩訶止観』巻八下)

第二に、**慈悲心を起こす**。

真正な菩提心《ぼだいしん》を起こすことです。菩薩は自分自身の病気をすでに治していますが、慈悲心のために、あえて仮の病気に苦悩するということです。菩薩は自分自身の病気を通して、他人の病気の悩みに共感し、病気を克服した姿を示すことによって、仏法を通して病に苦しむ人々を助けるということです。

第三に、**たくみに止観を安んずる**。

止観を用いて、たくみに心を法性に安住させることです。安心の感情が病気を治すのに重要です。

第四に、遍《あまね》く諸法を破す。
止観にもとづいた智慧を用いて、あまねくすべての執着心を取り払うことです。人は病気が存在すると思っています。しかし、その考えは妄想です。私たちの心は本質的に空なので、いかなる心の病も存在しません。この真理を悟った時、人は病から解放されます。

第五に、通塞《つうそく》を知る。
真理に通じる道・塞《ふさ》ぐ道を識別することです。病気について正しい真理と誤まった内容を識別して知ることです。

第六に、道品《どうほん》を修する。
主要な瞑想《めいそう》修行を成就することです。止観成就の程度を確かめます。これを成就することによって、病気による苦悩は、真の苦悩ではないと悟ることができます。病気をもっていたとしても、私たちは人生を楽しむことができるのです。以上の第一から第六までが正行《しょうぎょう》であり、必要な人はさらに第七から第十の助行を行います。

第七に、助道によって対治《たいじ》する。

鈍根《どんこん》で遮障《しゃしょう》の重い人は、助道を用いて遮障を対治し、安穏《あんのん》に解脱《げだつ》の門に入ることができます。補足的な浅い修行を助けとして、悟りの妨げを除くことです。

第八に、次位を知る。
自らの位を知り、慢心を排することです。自分自身の病気を諦《あきら》める（明らかに見る）ことです。

第九に、安んじて忍ぶ。
よく忍んで仏道を成就し、動ずることも後退することもないことです。静寂に耐え忍ぶことです。これは、縁にとらわれないように心を安定させることを意味します。病気から逃げることもしません。病気に混乱させられることもないということです。

第十に、法愛をなくす。
法に愛著《あいじゃく》してとらわれ、修行が進展しないということがないようにすることです。法に対する執着心を取り払うことです。観念観法によって病気を治すことができたとしても、観念観法に固執したり愛著するべきではありません。

③仏の象徴

前述のように、天台智顗は、観念観法によって仏を悟ろうとしました。彼は、仏を悟ることによって、病気を治癒させようと試みました。仏とは、仏法の究極の目標です。ここでは、「仏とは何か」という問いについて考察していきます。

1 仏とは何か

無量義経には、仏の本質を三十四の否定を使って説明している偈《げ》（要約を示す詩文）があります。すなわち仏とは、有るものでもなく無いものでもない、自身でもなければ他者でもない、丸いものでもなく四角いものでもない、長くもなく短くもない、生ずるものでもなければ滅するものでもない、動くものでもなく静かなものでもない、得るものでもなく失うものでもない、等々というものです。

全文は以下のとおりです。なお、ここで「其《そ》の身」とは「仏」のことをいっています。

其の身は有に非《あら》ず亦《また》無に非ず
因に非ず縁に非ず自他に非ず
方に非ず円に非ず短長《たんじょう》に非ず

出に非ず没《もつ》に非ず生滅《しょうめつ》に非ず
造に非ず起に非ず為作《いさ》に非ず
坐《ざ》に非ず臥《が》に非ず行住《ぎょうじゅう》に非ず
動に非ず転に非ず閑静《げんじょう》に非ず
進に非ず退に非ず安危《あんき》に非ず
是に非ず非に非ず得失に非ず
彼《ひ》に非ず此《し》に非ず去来《こらい》に非ず
青《しょう》に非ず黄《おう》に非ず赤白《しゃくびゃく》に非ず
紅《く》に非ず紫《し》種種《しゅじゅ》の色《しき》に非ず

仏とは何か？　古来、多くの仏法者たちがこの問いに取り組んできました。戸田城聖（創価学会第二代会長）もその一人です。彼は太平洋戦争中、仏法のために迫害されて投獄された獄中で、無量義経と法華経を読みながら取り組みました。ユングもまた仏に興味をいだいています。彼は述べています。

それでもし、医師として、私が仏教の教えから受けてきた莫大《ばくだい》な援助と刺激を認めるなら

ば、私は人間の思想史において二千年程さかのぼることのできるラインの後に続いていることになる。（CW18：pp.1580）

仏という言葉は〝目覚めた人〟を意味し、インド哲学では、悟った人に対する敬称として使われてきました。しかし、実際にはさまざまなレベルの意味があります。釈迦如来《しゃかにょらい》（仏）、神格化された仏、真の仏、仏界などです。

2　神格化された仏（仮の仏：迹仏《しゃくぶつ》）

日本では古来、仏が敬われてきました。多くの神格化された仏たちが拝まれてきています。釈迦如来でさえも神格化されている場合があります。この意味における仏は、自分自身の外に存在して全知全能の力を及ぼすキリスト教の神に類似していると言えるでしょう。多くの神格化された仏たちがいます。

阿弥陀仏《あみだぶつ》**（無量光仏）**

西北インドまたは中央アジアにその信仰が発祥《はっしょう》し、続いて中国、チベット、日本に広がった仏です。阿弥陀仏は、他の仏国土のすべてのすばらしいところを包含する極楽を統治すると言われています。彼は、この浄土へ世界のどこからでも接近できるようにしてくれ、仏道修行する人に対してだけでなく、ただ単に信仰心をもって彼の名前を唱えたり彼のことを思うだけでも（称名念仏）、浄土への生まれ変わりを保障してくれます。無量寿経《むりょうじゅきょう》によると、法蔵《ほうぞう》菩薩は自身が悟りを得て仏になった後に成就する仏国土について、四十八の誓願を立てました。多くの劫《こう》（とてつもなく長い時間）にわたる仏道修行の後、彼は阿弥陀仏となり西方《さいほう》極楽浄土を出現させました。

阿弥陀仏は、この現実世界ではなく、生まれ変わった後の死後の世界における救済を象徴しています。

薬師如来《やくしにょらい》

阿弥陀仏の西方極楽浄土と対照的に、薬師如来は東方に位置する極楽浄土を統治すると言われています。この仏は、人々の最終的な解放を支援したり、浄土への生まれ変わりを保障してはくれません。むしろ、彼の名前を繰り返し称《とな》え思い出すことによって、病気・飢餓《きが》・恐怖などのさまざまな苦難から救われるとします。彼の仏像への崇拝儀式がすべての望みを叶《かな》えてくれるといいます。この仏の信仰は中国と日本でさかんであり、薬師如来のたくさんの仏像が作られました。

薬師如来は、この世におけるすべての病気の治癒と癒《いや》しを象徴しています。

大日如来《だいにちにょらい》

伝統的に密教における根源的な中心仏とされてきました。この仏は、宇宙的曼荼羅《まんだら》に配置されるすべての仏たちの本質であり根源であるとされます。宇宙的曼荼羅においては、例えばチベットの巻物絵であるタンカのように、儀式と図解が生き生きと描かれています。日本の密教においては、日本古来の神殿におけるすべての重要な太陽神と同一視されます。

大日如来は、永遠の太陽神による救済を象徴しています。

弥勒仏《みろくぶつ》

釈迦如来の後継者として、未来仏として再来するとされる菩薩です。兜卒天《とそつてん》（満足の天国）に生まれ変わり、その内院に住んでいると言われます。そこで彼は、天人たちに教えを説いています。釈迦如来滅後五十六億七千万年に再び現れ、人々を救済すると言われています。

弥勒仏は、釈迦如来によって救済されなかった人々の救済を象徴しています。

神格化された仏たちは、超人間的な姿で多くの仏教経典に説かれています。しかし実は、これらの仏たちは、人々を真の教えに導くための仮の仏なのです。彼らはその本質を現さず、仏に憧《あこが》れる心を人々に喚起《かんき》して救うために仮の姿を現しています。すなわち、真の仏に目覚めるための真理の一部分を表しているのです。仮の教えと真の教えの関係について、法華経では見事な譬喩《ひゆ》が説かれています（菅野博史『法華経の七つの譬喩』第三文明社、一九九三年〈参照〉）。

化城宝処《ほうしょ》の譬喩

これは、法華経化城喩品《けじょうゆほん》第七に説かれる次のような譬喩です。

たとえば、ここに五百ヨジャーナ（＝一ヨジャーナは約七キロメートル）の危険で困難な悪道で、はるかに絶えて人も踏んだことのない恐ろしい場所があったとしよう。もしも多くの人々が、この道を通り過ぎて、珍しい宝のある場所に到達しようとしているところに、一人の指導者で聡明《そうめい》な智慧があり、さまざまなことに明るく通達《つうだつ》して、よくこの危険な道の、通り過ぎられるか塞《ふさ》がっているかの状態を知っている者があったとしよう。彼が多くの人々を率《ひき》い導いて、その難所をいましも通り過ぎようとしたところで、それに引率《いんそつ》されている人々が、この途中で怠《おこた》りなまけてしまって、その指導者に申して言った。

「私たちは疲れ果て、いま恐れおののいている。もう進むことができない。これから先の路《みち》はなお遠い。いまや退いて、引き返したい」と。

指導者はさまざまの教化《きょうけ》の方法が非常に多くあって、このように考えた。

「これは実に哀《あわれ》れむべきことだ。どうして大きな珍しい宝を捨てて、退いて引き返したいと思うのか」

このように考え終わると、教化の方法の力をもって、この危険な道の途中において、三百ヨジャーナを過ぎたところに、一つの城を神通力《じんつうりき》でつくりだし、多くの人々に告げて言った。

「汝《なんじ》たちよ。恐れることがないように。退いて引き返すことを得ることがないように。いま（眼前の）この大きな城は、その中にとどまって、自分たちの心の欲《ほっ》するところに従ってよろしい。もしもこの城に入ったならば、快適で、安穏であることができるだろう。もしもさらにまたよく前進して、宝のある場所に到達したいと思ったならば、またこの城を去って行ったらよい」と。このとき、これ以上なく疲れ果てていた人々は、心が大いに喜び、未《いま》だかつてないことだと感嘆して、「私たちは、いま悪道を脱出して、快適で、安穏であることができた」と言った。そこで人々は前進して、神通力による城に入り、すでに悪道は超えたのだとの想像が生じ、安穏の思いが生じた。そのとき、その指導者は、この人々がすでにとどまって休息することができ、またその疲労もなくなったのを知って、すぐにその神通力による城をなくして、人々に語って言った。

「汝たちよ、さあ、宝のある場所は近くにある。さきに現れた大きな城は、私が神通力でつくり出したものであって、そこにとどまり休息するためにのみあったのだ」と。

この譬喩において、指導者は釈迦如来を、疲れた多くの人々は私たち普通の人々を象徴しています。化城は神格化された仏たち（仮の教え）を、宝のある場所は真の仏（真の教え）を示しています。神格化された仮の仏たちは、ヌミノーゼの力があり、私たちを勇気づけ真の仏に導いてくれます。しかし、各々の仮の仏は、真の仏の一部分の投影でしかないのです。

3　真の仏（本仏）

それでは、真の仏とは何でしょうか？　仏法では、本物の月と水面に映った月の影に譬えて、真の仏を本仏、仮の仏を迹仏《しゃくぶつ》といいます。このことについてより詳しく考察していくことにします。

釈迦如来

釈迦族の聖者として「釈尊」と呼ばれるゴータマ・シッダルタは、仏教の創始者です。彼は歴史上実在した仏です。彼の生没年については、紀元前五六六年から四八六年という説と、紀元前四四八年から三六八年という説があります。ヒマラヤの麓《ふもと》に位置する王国の一族である釈迦族の王子として生まれました。後に、王子の地位を捨てて、生老病死《しょうろうびょうし》の苦悩に対する解決を求めて修行の旅に出かけました。彼は、当時流行していたさまざまな哲学を学び、いろいろな苦行を実践しました。しかし、そのような修行によっては、自身の求めている悟りは得られないと洞察《どうさつ》しました。ガヤの街の郊外で、彼は菩提樹《ぼだいじゅ》の下に坐《すわ》り、瞑想に入り、悟りを得たと言われています。他の人々を自身と同じ悟りに導くために、続く四十五年間に彼は、後年仏教経典として編纂《へんさん》される教えを説きました。

衣裏繋珠《えりけいじゅ》の譬喩

これは、法華経五百弟子受記品《ごひゃくでしじゅきほん》第八に説かれる次のような譬喩です。この譬喩は、真の仏と真の教えとは何かについて述べています。

たとえばここにある人が、親友の家に行って、酒に酔って眠ってしまったという例のごとくであります。このとき、その親友は、公《おおやけ》のことがあって、どうしても出かけていかなければならないことがあるので、無上の価《あたい》の宝の珠《たま》を、その衣《ころも》の裏に縫《ぬ》いこんで、その衣を与えて去って行ったとしましょう。その人は、酔って眠ってしまい、すべてを知りませんでした。

起き上がって、あちらこちらめぐり歩いて、他国に到り、衣服や食物のために、力を尽くして、それを一生懸命に求め、非常に大変な困難に苦労していました。もしも少しでも得るところがあれば、そこでそれをもって充分だとしていました。あとになってから、親友はたまたまその人に出会って、その様子を見て、次のように言いました。

「しょうのない男だな。どうしておまえは衣服や食物のためにこのようなことになってしまったのか。私は昔、おまえが安楽であることができて、五官の欲望に自分自身満足することができるようにさせてやろうと欲《ほっ》して、無上の価の宝の珠を、おまえの衣の裏に縫いこんでおいてやったのである。それが今もなお現にある。それなのに、おまえはそれを知らないで、苦労し、憂《うれ》い悩んで、そうして自分で生きて行こうと求めている。これは非常に愚かなことだ。おまえはいま、この宝をもって、自分の欲しいものと交換してきなさい。つねに思ったとおりになって、乏しく足らないところはないようになるであろう」と。

この譬喩において、親友は釈迦如来、ある人は私たち普通の人々を象徴しています。無上の宝珠《ほうじゅ》は真の仏を表します。釈尊は、真の仏は外界に存在するのではなく、私たち自身の内に存在していると説きます。真の仏とは、私たちの心の深層にはじめから元々もっている仏界です。仏法の実践によって、だれでも仏に成れるのです。

この点について、ユングは次のように書いています。

キリスト教のマンダラと仏教のマンダラの間には、微妙な、しかし大きなちがいが見出される。キリスト教徒は、黙想《もくそう》の中であっても、私はキリストであるとは言わず、パウロとともに「私が生きているのではない、キリストが私の中に生きているのだ」（ガラテア人への手紙、2・20）と告白するであろう。ところがわれわれの経典は、「お前は、お前が仏陀《ぶっだ》であることを知るであろう」（是の心、仏となり、是の心、是れ仏なり）と言っている。根本的にいえば、この二つの告白は同じものである。なぜなら、仏教徒がこのような認識に達するのは、彼が「無我《むが》（アナートマン）」つまり自我をもたないでいるときに、はじめて可能になることだからである。けれども、この二つの表現のしかたには非常なちがいがある。キリスト教徒は、キリストにおいて終りに達する。これに対して仏教徒は、彼が仏陀であることを認識するのである。（CW11：pp.949）

真の仏とは何か

仏国土と地獄の違いは、環境の違いではなく、そこに住む人の心の違いにあります。狭い自我にしがみついている時、私たちは地獄にいます。しかし、自分自身を自我から解放し、広いセルフに基づくようになった時、私たちは仏国土にいるのです。

法華経において釈尊は、仏はこの現実の娑婆世界に永遠に存在し続けていると説きます。これは、娑婆《しゃば》世界の概念についてのコペルニクス的転回です。娑婆世界とは、私たちが生きているこの現実の世界です。従来仏教では、この世界は苦難に満ちた忌《い》み嫌うべき世界とされてきました。漢訳された仏教経典では、サンスクリット語の〝saha〟（娑婆）は、堪忍《かんにん》と訳されました。娑婆世界という言葉は、この現実世界に生きる人々は苦難を耐え忍ばねばならないということを意味しました。これはまた、浄土や仏国土と反対に汚れた穢土《えど》と同一視されました。法華経は次のように主張します。すなわち、娑婆世界は常寂光土《じょうじゃっこうど》に転換されうる、または、娑婆世界それ自体が常寂光土なのだと。

それでは、真の仏とは何なのでしょうか？　法華経において釈尊は、自身が仏に成ってから永遠の時が過ぎ去っていると説きます。しかし、このことの深い意味は、釈尊だけでなく、私たちすべてが永遠の昔から真の仏であったということです。現実世界とかけ離れた極楽浄土に安住するのが真の仏ではありません。真の仏はこの現実世界から逃げません。瞑想《めいそう》にのみ励んで、現実変革に目を背《そむ》ける人は真の仏ではありません。仏の使命とは、他人を救済し仏に成らせることです。苦難に満ちた現実を転換することこそ仏の使命です。他人を救済し、現実変革に努力する人こそ、真の仏なのです。

④十界互具

仏法は、煩悩に満ちた十界論における四悪趣《しあくしゅ》（地獄界・餓鬼界・畜生界・修羅界）を排除したりはしません。煩悩は統合失調症の根本的原因であるとします。仏法では、宇宙一切根源の法則に基づくことによって、四悪趣のネガティブなエネルギーをポジティブなエネルギーに転換します。さらに、仏界と他の九界を統合します。これが十界互具《ごぐ》の原理です。

各々の十界は、それ自身の内に他の九界を潜在的に包含《ほうがん》しています。これは、個人の心の状態は変わることができ、九界の人々も仏になる可能性をもっているということです。地獄界は、仏界を含む他の九界を包含しています。仏界もまた、地獄界を含む他の九界を包含しています。

地獄界に仏界を含むとは、私たちがこの瞬間にどんなに苦難に喘《あえ》いでいようとも、次の瞬間には最高の生命状態を出現させることができるということです。同様に仏界に地獄界を含むとは、別の言葉で言えば、偉大な生命状態を達成した人は、人間を超越した神格化された存在になるのではなく、人間であり続け、時には苦しむこともありうるということです。大きな違いは、地獄界の人は自己中心的な悩みに苦しむのに対して、仏界の人は根本的に、他人を救済するために悩み、苦しむということです。とてつもない苦難を克服することによって宇宙一切根源の法則の偉大さを証明し、その姿を示すことによって、他人が宇宙一切根源の法則を悟れるよう激励するのです。

仏法の実践を通して、私たちは宇宙一切根源の法則を心の中心に据《す》え、仏界に基づいてすべての九界を統合することができるのです。すべての九界は、ポジティブな側面とネガティブな側面をあわせもっています。仏界に基づいて、私たちは九界のネガティブな側面をポジティブな側面に転換することができます。たとえば、修羅界を見てみましょう。エゴイスティックな怒りはネガティブです。しかし、怒りが、残虐《ざんぎゃく》政治・大量虐殺・戦争などの社会の不正に向かえばポジティブになるのです。

仏法では、善と悪の関係について明かしています。最善の仏も最悪の地獄を含んでいます。善と悪は絶対的本質ではなく、相対的関係性です。善人であっても、極善《ごくぜん》に敵対すればすぐに悪に落ち込みます。悪人であってさえも、極悪《ごくあく》に敵対すれば善となります。しかし実際にこの考えは、単に悪を承認するということではありません。善と悪が対抗する過程において、私たちが仏を悟ることができれば、悪のネガティブな側面をポジティブな側面に転換することができます。このようにして、善と悪は統合され、より高い状態に超越することができます。

実践的に言うと、十界互具の原理は、九界と仏界は一体不二であり九界即仏界であることを意味しています。仏が上で普通の人は下であるという断絶した上下関係は正しくありません。仏法の実践（菩薩行）を成し遂げた末の、最後に仏に成るのではありません。仏法の実践（菩薩行）に励み続ける過程そのものが、仏に成っている状態なのです。これは、ユング心理学でいうセルフ（本当の心の中心）が、仏法でいう仏と類似した概念であるとすると、よく理解できるでしょう。自己実現・個性化の過程において、完全にセルフと一体になり個性化し切った状態になるということはありえません。セルフに向かって限りなく近づいていく過程そのものが、自己実現・個性化なのです。

⑤煩悩即菩提

統合失調症の仏教的治療の根本原理は、「仏を見たてまつること」であると『大智度論《だいちどろん》』にあることは先に述べました。仏界によって、私たちは自分自身の内の自然な創造力を発揮し、煩悩のネガティブなエネルギーをポジティブなエネルギーに転換することができます。

仏法では、各人の個別性を強調します。ある人の環境が非常に厳しく苦難が大きいものであったとしても、それ自体で不幸になるわけではありません。人は苦難に負け、打ちひしがれて、絶望してしまうから不幸になるのです。もし人が苦難に負けることがなければ、不幸になることはありません。同じ大変な状況でも、ある人は発病し、他の人は苦難を成長するためのバネとします。私たちは、煩悩のエネルギーを悟りを得るために使うことができます。

菩薩とは、宇宙一切根源の法則に基づいて自他共の幸福を確立するために努力する人です。仏法における菩薩とは、健康な人間の典型的モデルです。菩薩行こそが、自己実現・個性化過程の理想像です。

法華経においては、宇宙一切根源の法則に基づいて生きていくことの重要性が説かれました。中国の天台智顗《ちぎ》は、宇宙一切根源の法則を悟るための、観念観法を説きました。また、日本の日蓮は、宇宙一切根源の法則は南無妙法蓮華経であるとし、それを唱えることを説きました。

⑥統合失調症への仏法的接近

『大智度論』に見たように、仏を見ることによって人は正気を取り戻すといいます。この仏は先述したように外にあるものではなく、人間の内にある仏界です。

統合失調症には、統合失調症元型《げんけい》が関与していると考えられます。統合失調症元型については、角野《かどの》も「分裂病元型」ということで述べていますが、筆者とはその注目する側面が異なります（角野善宏『分裂病の心理療法』日本評論社、一九九八年〈参照〉）。すべての元型がポジティブな側面とネガティブな側面を合わせもっているように、統合失調症元型は本来中立的なものですが、筆者は、統合失調症においてはそのネガティブな面が肥大《ひだい》して自我を蹂躙《じゅうりん》してしまっていると考えます。

中井が述べているように、統合失調症親和者《しんわしゃ》（「分裂病親和者」）は、遠くから微細《びさい》な変化を鋭敏《えいびん》に感知する能力に優れており、狩猟採集民社会では人類の生存に大切な役割を果たしてきました（中井久夫『分裂病と人類』東京大学出版会、一九八二年〈参照〉）。ところが、農耕社会から現代工業社会においては、執着気質的勤勉性を特徴とするうつ病親和者《しんわしゃ》（「メランコリー親和者」）が時代の表舞台に立ち、統合失調症親和者は辺縁的《へんえんてき》存在に押しやられてきました。しかし、変動する激流の時代には、「立て直し」に有能なうつ病親和者の考えのみでは役に立たず、「世直し」を唱える統合失調症親和者の言葉に耳をかす必要が生じてきます。

人類にとって、統合失調症素因が連綿《れんめん》と受け継がれているのは意味のあることです。そうでなければ、統合失調症者が結婚して子供をもうける確率は健常者よりも低いにもかかわらず、統合失調症素因が淘汰《とうた》されることなく、どの時代においても統合失調症の生涯有病率はあまり変化がないことの説明がつきません。

仏法においては、セルフの象徴である仏が心の中心に据えられることにより、ネガティブにのみ見える統合失調症元型のポジティブな面が布置《ふち》され、変容することを期待します。そして、統合失調症元型のネガティブな面もポジティブな面も統合・調和されていくようになります。

中心にセルフが据えられるために、精神医学的治療とユング派の心理療法の両方が有効です。精神医学的治療では、薬物療法によって元型のあまりにも強大になったネガティブなエネルギーを減少させ、社会復帰への精神科リハビリテーション療法によって現実との良好な関係性を築くことができます。さらにユング派の心理療法によって、意識（自我）と無意識（元型）

の良好な関係性を築くことができるのです。

心の中の仏を悟るために、仏法では菩薩行と自身の内にある仏への確信が大変重要であるといいます。菩薩行とは自他共の幸福を追求する態度であり、自身の心的世界を拡大し、境涯《きょうがい》を広げ、他者と繋《つな》がることです。菩薩行こそ、個性化過程の理想的モデルです。内なる仏への確信とは、どんなに現実状況が厳しかろうと、セルフの自己調節機能を信ずる希望です。

セルフを中心に据え、心の自然な流れの布置を期待するために、イメージ療法が有効です。これは次のような療法です。まず、セルフの自己調節機能によって自然な心の流れを取り戻し、現在直面しているすべての困難が解決し、自他共の幸福が実現したシーンを生き生きとイメージします。次に、すべての苦悩が解決したことをセルフに素直に感謝します。

これは仏法における因果倶時《ぐじ》の原理です。すなわち、困難を解決してみせるとセルフに基づいて心に決めた瞬間に、現実的にも困難は解決しているという原理です。いつかではない、〝今、ここで〟すべての困難が解決したとイメージすることです。この信念・決意によって、潜在的結果が作られます。近い将来に、その潜在的結果は顕在的原因となり、顕在的結果がもたらされるのです。因果倶時は時間と空間を超えた原理であり、ユング心理学でいう共時性と類似性があります。

第3章

結　論——統合的治療のために

(1) ユング心理学・精神医学・仏法を統合した治療

① 統合的治療

統合失調症の治療において、薬物療法に全力をつくすのは当然の前提です。統合失調症は人間存在の根源に関わる病なので、生物的・社会的・心理的治療のすべてが必要です。この三つのうちのどれか一つだけがあまりに強調されすぎて、治療が一面的になりすぎると大変危険です。

精神医学的治療は、主として生物的治療と社会的治療を強調します。これは薬物療法と社会復帰のためのリハビリテーション療法を包括《ほうかつ》しています。精神医学的治療は主に因果律《いんがりつ》に基づいていて、病気の原因を明らかにしてそれを解決しようとします。

ユング心理学的治療は、主として心理療法を強調します。治療の特徴は、人生の今この時期にこの病気が起こった〝病の意味〟を突き止め、治療的布置《ふち》が起こるのをじっと待つことです。

仏法には、身体と心は一体不二であるという〝色心不二《しきしんふに》〟と、自分自身とその環境は一体不二であるという〝依正不二《えしょうふに》〟の思想があります。仏法では、身体と心、個人と環境の両方を強調します。身体は生物的治療、心は心理療法、環境は社会的治療と関係があります。仏法は、精神医学的治療とユング心理学的治療に橋を架《か》け、統合するのに役立ちます。

②治療が一面的になりすぎた時の二つの危険

一つ目の危険は、重篤《じゅうとく》な精神病症状に対する高容量の薬物療法後に、重篤な身体症状が出現することです。これは抗精神病薬の副作用として起こる腸閉塞《へいそく》、薬剤性パーキンソニスム、アレルギー反応、悪性症候群等です。

二つ目の危険は、薬物療法によって精神症状が改善した後に、重篤な身体症状が出現することです。これは精神症状から身体症状への症候移動です。

精神症状も身体症状も共に、精神病エネルギー（集合的無意識のエネルギー）という同じ源から来ています。精神病エネルギーが、精神のチャンネルから噴出《ふんしゅつ》すると精神症状として現れる一方で、身体のチャンネルから噴出すると身体症状として現れます。

薬物療法は、精神病エネルギーの精神のチャンネルからの噴出をブロックし、これにバイパスをつけて身体の次元にまで流し、そこに作った身体次元のプールにいったん貯留《ちょりゅう》してから、少しずつ流して解消させていきます。これが一面的に極度になされると、根本に渦巻いている精神病エネルギーが身体のチャンネルから一気に噴出し、重篤な身体病が発現することがあるのです。例えば、慢性統合失調症者が入院中に精神病症状の一時的悪化をきたし、中等量の薬物療法で症状が改善した後、がんや大量出血を伴う胃潰瘍《かいよう》や脳梗塞《こうそく》等の身体疾患《しっかん》が出現することを筆者は何度か経験しました。

他の治療法のメカニズムについては、社会復帰のためのリハビリテーション療法は、精神エネルギーの噴出にバイパスを作り、社会復帰というチャンネルに流して解消させていきます。集合的無意識に関与できる心理療法は、精神病のエネルギーに直接アプローチできますが、薬物療法や精神科リハビリテーション療法によって、ある程度精神病エネルギーを緩和《かんわ》してからのほうが望ましいのです。

③統合失調症の五事例の統合的治療

統合的治療が、五事例に対してどのように可能かを述べてみます。これは、長期間の治療の末にどのようなことが期待されうるかということです。

一郎は、深い海底で巨大な魚であるセルフとコミュニケーションをとることになるでしょう。その時、セルフのポジティブな側面が布置されます。同時に彼は、世界中の貿易会社の社長と友好条約を締結《ていけつ》する偉大な人物になるという希望が実現したシーンをイメージすることができるでしょう。そして、心の底からその成就《じょうじゅ》を感謝するのです。彼は失われたエロス原理（関係性の原理）を取り戻すことができ、ネガティブなグレートマザーと良好な関係性を築くことができるようになるのです。

花子は、自立して仕事に就き、結婚したシーンをイメージし、それが成就されたことに感謝することによって、困難の解決と統合が布置されてきます。薬物療法によってネガティブな父母元型の力を緩和し、精神科リハビリテーション療法によって自我の力を強化し、ユング派の心理療法によって自我と元型の関係性を改善させます。これらのことを通して、彼女はネガティブな父母元型から独立し、自立した大人にイニシエート（移行・通過）されることができるようになるでしょう。

次郎は、恋人といっしょに住んで楽しい結婚生活を送ることをイメージし、それが成就されたことに感謝します。彼はアニマとのよき関係性を築くことができ、セルフが中心に布置されてくるでしょう。

理香は、彼女の二重瞼が回復した状態をイメージし、それが成就されたことに感謝します。彼女はネガティブなアニムスから自由になり、セルフが中心に布置されてくるでしょう。

太郎は、大学入試に合格し、大学生になったところをイメージし、それが成就されたことに感謝します。彼は、呑《の》み込むネガティブなグレートマザーから独立することができるようになるでしょう。

(2) 法華経の象徴解釈

仏法では、〈内なる〉仏を見ることが統合失調症の治療の根本となると『大智度論《だいちどろん》』に述べられています。これはセルフを中心に据《す》えて、統合失調症元型のネガティブな面もポジティブな面も統合するということです。仏教経典の中でも、内なる仏について根本的に説かれているのが法華経です〈鳩摩羅什《くまらじゅう》訳「妙法蓮華経」405〈坂本幸男・岩本裕訳『法華経』岩波文庫、一九六二年〉〉。経典の象徴解釈は、仏法とユング心理学を繋《つな》ぐ試みになります。ここでは、法華経の象徴解釈を行っていきます。

① 法華経とは如何《いか》なる仏教経典か

先に述べたように、仏教はインドの釈尊《しゃくそん》に始まります。彼は二十九歳で出家し、修行の後、三十五歳で悟りを開きました。その後、ガンジス河中流域を中心として四十五年間にわたり苦悩に沈む人々を救う教化活動を展開し、八十歳で入滅《にゅうめつ》しました。

彼は四諦《したい》、八正道《はっしょうどう》等の真理を説きました。すなわち、人間の苦悩の原因を、四つの真理である四諦を通して明らかにしたのです。四諦とは、すべては苦であるという苦諦《くたい》、苦の原因は煩悩《ぼんのう》であるという集諦《じったい》、煩悩を滅すれば絶対的な静寂《せいじゃく》の境地・涅槃《ねはん》が得られるという滅諦《めったい》、涅槃への道は八正道であるという道諦《どうたい》のことです。そして苦悩から解放される道を八正道として、苦行主義と快楽主義の二つの極端を離れた不苦不楽の中道《ちゅうどう》を見出しました。

釈尊は入滅に臨んで、各自が自己を拠《よ》り所にし、法を拠り所にするよう、弟子たちを諭《さと》しました。ここに仏教が、超越的神に頼るのではなく、宇宙と自分自身の内にある宇宙一切根源の法則を基にして生きてゆく能動的宗教であることが示されています。

釈尊の死後ほどなくして、弟子の摩訶迦葉《まかかしょう》が中心となって五百人の比丘《びく》たちが、第一結集《けつじゅう》で釈尊の教えを整理・編集しました。ここに経蔵《きょうぞう》（仏教経典）と律蔵《りつぞう》（戒律）の原型が成立し、口《く》伝《でん》によって伝承されていくことになります。釈尊の死後百年ないし二百年後の紀元前三世紀頃、律の解釈に基づいて仏教教団は上座部《じょうざぶ》（伝統重視派）と大衆部（時代適応派）の二派に根本分裂しました。この時、それぞれのグループで仏典の第二結集が行われ、部派《ぶは》仏教として発展していきます。

紀元前一世紀頃から大乗経典編纂《へんさん》運動が興り、それまでの部派仏教を小乗仏教とし、自らを大乗仏教と呼びました。これには二つの背景があります。一つは、部派仏教がともすると煩雑《はんざつ》な教理の細部にこだわる学問仏教に陥《おちい》ってしまったことに対抗した、「釈尊の原点に帰れ」という一種のリバイバル運動であることです。もう一つは、アレクサンドロス大王＝ギリシャ民族の北西インドへの侵略にともなって、東西文化交流による新しい文化理念が興《おこ》った結果生まれた、新時代の宗教的ニーズに応えるためということです。小乗とは小さい救いの船で主に自分自身の悟りを重要視することを意味し、大乗とは大きな救いの船で自分自身と多くの他者共々の悟りを重要視することを意味します。

紀元前一世紀から紀元後三世紀頃に初期大乗経典が編集されました。その中には、般若経《はんにゃきょう》、維摩経《ゆいまきょう》、阿弥陀経《あみだきょう》、華厳経《けごんきょう》、法華経などがあります。特に法華経は、釈尊を神格化するのではなく、人間釈尊に戻り、万人の内にある仏を開くことを説いており、まさに仏教の中心思想を表していると言えます。その原型は、紀元一五〇年前後に完成したと考えられています。

②ユング心理学から見た法華経の世界

ここで、法華経の世界をユング心理学的に象徴解釈していきます。

象徴とは、まだ知られていない事柄を、それ以外ではうまく表せないような形で表現するものです。人が矛盾・葛藤《かっとう》に悩み、相対立する二つの要素の間で引き裂かれそうになる時、生きた象徴が布置《ふち》されると、象徴のもつ超越機能によって対立する要素が止揚《しよう》・統合されます。象徴の源泉は集合的無意識の中にあります。すなわち、象徴とは、心の一番深いところにある集合的無意識から送られてきたメッセージなのです。

法華経は全部で二十八の章から成っています。各章は品《ほん》と呼ばれます。各章（品）ごとに、まず概略を示し、次に象徴解釈を行います。なお、要約に当たり、三枝充悳《さいぐさみつよし》（『法華経現代語訳』第三文明社、一九七四年）、菅野博史《かんのひろし》（前掲『法華経の七つの譬喩』）各氏の現代語訳を参考にしました。

序品《じょほん》第一（第1章）

このようにわたくしは聞いた（如是我聞《にょぜがもん》）。ある時、仏（釈尊）は王舎城《おうしゃじょう》の耆闍崛山《ぎしゃくっせん》（霊鷲山《りょうじゅせん》）のなかにとどまっておられた。大勢の比丘《びく》の集団、学修中のもの、学修の完了したもの（声聞《しょうもん》）、菩薩《ぼさつ》、この現実世界の主である梵天王《ぼんてんのう》（天）、八つの竜王《りゅうおう》（畜生）、四つの阿修羅王《あしゅらおう》（修羅）、また韋提希《いだいけ》の子である阿闍世王《あじゃせおう》（人）は、百千の若干倍《じゃっかんばい》の仲間といっしょであった。

仏（釈尊）は両足を組む結跏趺坐《けっかふざ》に入られ、三昧《さんまい》に入って、身体も心も一切動揺しなかった。

この時、天は曼陀羅華《まんだらけ》の花を雨と降らせて、それらが仏の上、および多くの大勢の者の上に散りかかり、そして、仏の世界は広く六通り（東西南北と上下）に震動した。その時、この多くの集まった大勢は、未だかつてなかったことがらに出会うことができて、歓喜し、合掌《がっしょう》して、一心に仏をじっと観たてまつった。その時、仏は、眉間《みけん》のところにある巻き毛から、光を放って、東方の一万八千の世界を照らされた。その光はあまねく行きわたらないところはなく、下は阿鼻《あび》地獄にいたり、また上は阿迦尼吒天《あかにだてん》にいたった。

その時、弥勒《みろく》菩薩は、文殊師利《もんじゅしり》菩薩に質問して言った。

「どういうわけで、このめでたい奇蹟《きせき》のすがたがここに現れて、大光明《だいこうみょう》が放たれて、東方の一万八千の世界を照らし、ことごとくかの仏の国土の領域の尊くおごそかな姿が見られたのでしょうか。」

文殊師利菩薩は、弥勒菩薩および多くのすぐれた人々に語った。

「善男子《ぜんなんし》たちよ。いま仏世尊《ぶつせそん》は、偉大な法を説き、偉大な法の雨を降らせ、偉大な法のほら貝を吹きならし、偉大な法の太鼓をうちならし、偉大な法の意義を演説なさろうと欲《ほっ》しているのでありましょう。今日の如来《にょらい》（釈尊）はまさしく大乗経典の『妙法蓮華経』を説かれるでしょう。この大乗経典は菩薩を教える法であり、仏に護《まも》り念ぜられるものと名づけられる経典です。」

法華経に限らず、多くの仏教経典も「このようにわたくしは聞いた（如是我聞《にょぜがもん》）」で始まっています。これは表面的には、釈尊の弟子の阿難《あなん》である「わたし（我）」が、釈尊である「仏」の言葉を聞いたということです。

ユング心理学的に言えば、「我」とは「自我」のことであり、「仏」とは「セルフ」のことです。まさに、法華経の世界は、人間の心の中における「自我」と「セルフ」の対話の世界です。法華経の中に登場する人々はすべて、一人の人間の心の中のある部分を人格化したものであり、法華経はすべて自分の心のことを説いていると言えるでしょう。

釈尊が法華経の説法をするインドの王舎城《おうしゃじょう》の霊鷲山《りょうじゅせん》に、何万人という人々が集まってきます。集まってくるのは人間だけではなく、動物、神様、魔王、菩薩等多彩です。すなわち、人間の心の中の十界がすべて集まってきたのです。この時、たくさんの花が天から雨のように降ります。法華経が説かれることが華やかに祝福されています。

そして、世界は広く六通り（東西南北と上下）に震動します。大地が揺れる地震です。法華経という大事な経典が説かれる直前に心の地殻変動が起こった、つまり人格の変容が起こります。

その時、心全体の本当の中心であるセルフは、心の中のすべての世界を光で照らして明らかにしました。釈尊滅後五十六億七千万年後に未来仏として再来すると言われる弥勒《みろく》菩薩が、智慧をつかさどる文殊師利《もんじゅしり》菩薩にこのめでたい現象の意味を質問します。心の中の未来の救いが、智慧を最大限に働かせて、意味を問うているのです。そして、これから最高の法則が明らかにされるということが解るのです。

方便品《ほうべんぼん》第二（第2章）

その時、世尊《せそん》（釈尊）は、三昧《さんまい》より安らかにゆったりと起って、次のように舎利弗《しゃりほつ》に説かれた。

「多くの仏が到達している智慧は、はなはだ深く、際限がない。その智慧の門は理解しがたく、入りがたくて、一切の声聞《しょうもん》、辟支仏《ひゃくしぶつ》（縁覚《えんかく》）も到底《とうてい》知ることのできないところである。舎利弗よ、私は仏と成ってから今日まで、種々のいわれや、種々の譬えをもって広く言葉・教えをのべ、数えられないほど多くの教化《きょうけ》の方法をもって、生あるものたちを導き引きつれてきて、多くの執着から離れさせた。舎利弗よ、要点をとっていえば、量《はか》られず、限りのない無量無辺の未だかつてない法を、仏はことごとく成就《じょうじゅ》した。舎利弗よ、もうこれ以上説くことはやめよう。また説くこともできないのだ。なぜかといえば、仏が成就したところは、第一のものであり、まれにしかないものであり、理解しがたい法である。それはただ仏と仏とだけでのみ、すなわちよく、すべての法のありのままのすがた（諸法実相《しょほうじっそう》）が究め尽くされるのである。それはいわゆる次の十のありかた（十如是《じゅうにょぜ》）である。多くの法はどのような特徴をもったすがたであるか（如是相《にょぜそう》）、どのような特徴をもった性質であるか（如是性《にょぜしょう》）、どのような本質をもっているか（如是体《にょぜたい》）、どのようなはたらきをもった能力であるか（如是力《にょぜりき》）、どのような作用をもっているか（如是作《にょぜさ》）、どのような直接的原因があるのか（如是因《にょぜいん》）、どのような間接的原因ないし条件があるのか（如是縁《にょぜえん》）、それらによってどのような結果が生ずるのか（如是果《にょぜか》）、またどのような果報《かほう》が生ずるのか（如是報《にょぜほう》）、第一の相から第九の報までが、どのように一貫しあって平等であるか（如是《にょぜ》本末究竟等《ほんまつくきょうとう》）ということである。」

その時、舎利弗は、四衆《ししゅ》（比丘《びく》、比丘尼《に》、在家の男性信者・女性信者）が心に疑問をもっているのを知り、その上自分自身もまた、未だ了解しえないので、仏に次のように申し上げた。

「世尊よ、どういうわけで、どういう動機があって、仏は丁寧に、多くの仏の第一の教化の方法である奥深く、精微《せいび》で、すぐれている法を、これは理解しがたい法であるであるとして、称嘆《しょうたん》なさっておられるのですか。わたくしは昔からずっと、未だかつて仏からこのような説をうかがったことがありません。今ここにいる四衆もことごとくみな同じ疑問がありますす。どうか、ただお願い申し上げます。世尊よ、このことを広く説明してくださ
い。」と。

その時、仏は舎利弗に次のように告げられた。

「止《や》めるがよい。止めるがよい。このことは説いてもなんになろうか。わたくしの悟った法はすぐれていて、考えることも難しい。多くの思い上がった慢心のある者は、それを聞いても尊敬し信ずるということをしないであろう。」

その時、舎利弗は、三度重ねて次のように申し上げた。

「世尊よ、ただひたすらお願いします、どうかこれを説いてくださいますように。」と。

その時、世尊は舎利弗に次のように告げられた。

「なんじはすでに丁寧に、三たび請《こ》うた。どうして説かないことができようか。なんじよ、今、あきらかに聴くがよい、そしてよくこのことを考え、心にとどめるがよい。（ここで五千人の高慢《こうまん》な四衆が退去した。）わたくしは、まさになんじのために、分別《ふんべつ》して解説しよう。舎利弗よ、多くの仏のそれぞれにふさわしいように独自に説く説法の意図する趣旨は、理解することがむずかしい。なぜかといえば、わたくしは数えきれない多数の教化の方法と、種々さまざまのいわれと譬えと言葉とをもって、多くの法を演説してきた。ところがこの

法は、通常の思慮《しりょ》・分別をもってしては良く理解することはできないところであって、ただ仏だけが、すなわち良くこれをご存じなのだからである。なぜかというと、多くの仏・世尊は、ただ一つの特別の大事ないわれがあって、そのいわれのゆえにのみ、出現されるからである。それは、多くの仏・世尊は、生あるものたちに、仏の智慧の見解（仏性《ぶっしょう》・仏界《ぶっかい》）を開いて教え、清浄なることができるようにさせようと欲《ほっ》するがゆえに、世界に出現された。生あるものたちに、仏の智慧の見解を示そうと欲するがゆえに、世界に出現された。生あるものに、仏の智慧の見解を悟らせようと欲するがゆえに、世界に出現された。生あるものに、仏の智慧の見解の道に入らせようと欲するがゆえに、仏は世界に出現されたというのである。」

仏はさらに舎利弗に告げられた。

「多くの仏・如来は、ただ菩薩だけを教化なさる。多くのことがらをなされるけれども、それらは常にこの一事のためである。すなわち、ただ仏の智慧の見解をもって、生あるものたちに示し悟らせるためである。舎利弗よ、如来はただ一つの仏の乗りもの（一仏乗《いちぶつじょう》〈仏に成ること〉）をもってのゆえにのみ、生あるもののために法を説かれた。それ以外の乗りもの、あるいは第二の乗りもの（声聞《しょうもん》・縁覚《えんかく》の二乗《にじょう》）、あるいは第三の乗りもの（声聞・縁覚・菩薩の三乗）は存在しない。舎利弗よ、まさに次のことを知らねばならぬ、わたくしはもともと誓願を立て、すべての生あるものを、わたくしのように同等に、異なることのないようにさせようと欲した（開三顕一《かいさんけんいち》・会三帰一《えさんきいち》）。そのようにわたくしが昔願ったところは、いますでに満たされており、あらゆる生あるものを教化して、みな仏道に入らせた。」

方便品第二から、釈尊は両足を組んで瞑想《めいそう》している状態から、安らかにゆったりと起《た》って、弟子たちに法華経を説き始めます。ここでは、弟子の中で智慧が一番優れていたとされる舎利《しゃり》弗《ほつ》との対話が行われます。

舎利弗は、智慧第一の声聞《しょうもん》であり、自我の最高の智慧の象徴です。すなわち、自我の最高の智慧とセルフとの対話です。自我の智慧がいかに優れていようと、宇宙一切根源の法則に連なるセルフにはとても及びません。セルフは、自我がどんなに頑張ってもセルフの真理を理解することはできないと伝えます。それでも自我の智慧は三度重ねて、セルフに質問し、ついにセルフはその真理の一部を説き始めます。

法華経は前半の迹門《しゃくもん》（序品から十四品まで）と、後半の本門（十五品から二十八品まで）に分けられます。前半では万人が仏に成れることが説かれ、後半ではさらに一重深く、仏の生命は無始無終永遠であることが説かれます。

方便品は前半の中心部分であり、いくつかの重要な真理が説かれています。まずは、諸法実《しょほうじっ》相《そう》の真理です。諸法（現実のさまざまな現象）が、即《そく》、実相（真実の法則・仏）であり、その内容が十如是《じゅうにょぜ》（如是相〜如是本末究竟等）です。仏（実相）は、この現実の中にあるという真理です。法華経以前の経典では、衆生（普通の人々）の成仏（仏になれる）が説かれたとしても、言葉のみで実体がなく観念論でしたが、諸法実相の真理が説かれて初めて現実のものとなったのです。そして、仏がこの世に出現した目的は、生あるすべてのものたちに、自身の内にある仏界を開かしめ、示し、悟らせ、入らせるためであると説いています。すなわち、一切の人々が仏になれるということです。たとえ自我がいかに苦悩にあえぐ状態にあろうと、心の本当の中心には大いなるセルフが悠然《ゆうぜん》と存在しているということです。

さらに、法華経以前の経典で説いてきた、声聞・縁覚・菩薩の三乗に成ることを目標とするというのは方便で、あくまで仏（一仏乗）に成るという目標が真実であるという開三顕一《かいさんけんいち》を説きます。知識を学び、自分なりの発見をし、利他の行為に励むのは、セルフの智慧を修得するための前段階だったということが明かされました。セルフは自我を通してしか現実世界に現れることはできず、自我もまたセルフに限りなく近づくことにより境涯《きょうがい》を広げられます。釈尊（セルフ）の舎利弗（自我の智慧）に対する「わたくしはもともと誓願を立て、すべての生あるものを、わたくしのように同等に、異なることのないようにさせようと欲した」という言葉は、自然な心の流れとしての自己実現の道を表しているのです。

譬喩品《ひゆほん》第三（第3章）

その時、舎利弗《しゃりほつ》は、おどりあがり、歓喜して、そこで起《た》ちあがって合掌して、世尊《せそん》の顔を仰《あお》ぎ見た。仏は舎利弗に次のように告げられた。

「舎利弗よ、なんじは未来世において、必ず仏となることができるであろう。その時、その号を華光如来《けこうにょらい》といい、その国は離垢《りく》（ヴィラジャ）という名前であろう。（二乗作仏《にじょうさぶつ》）」

その時、舎利弗は仏に次のように申しあげた。

「世尊よ、わたくしは今また疑いも悔いもなく、親しく仏前において、最高の完全な悟りを得るという予言を承ることができました。世尊よ、どうか願わくは、四衆のために、そのいわれをお説きくださって、疑いを離れさせることができますように。」

その時、釈尊は、三車火宅《さんしゃかたく》の譬喩《ひゆ》を説いた。

大長者の広大な邸《やしき》があり、五百人ものひとが住んでいたが、建物は腐り破れかけていた。その家に火災がおこり、たちまち燃えひろがる。なかには子どもたちが遊びに夢中になっており、火事のことは知らない。長者がそとへ出るようにいっても、聞こうとしない。長者は次のような方便を考える。子どもたちが前から希望していた羊車《ようしゃ》・鹿車《ろくしゃ》・牛車《ごしゃ》をいま門のそとに用意したから、それで好きなように遊んだらどうか。子どもたちはそれを聞いて、争って家を出て行く。こうして焼死から免れる。そとに出てみると、羊車・鹿車・牛車がない。子どもたちの願いに応じて、長者は白牛《びゃくご》の車（＝大白牛車《だいびゃくごしゃ》）をあたえ、その車のすばらしさに子どもたちは大喜びをする。

自我の智慧に強く執着するゆえに、大いなるセルフに近づいて自己実現する（成仏する）ことが一番難しいとされてきた声聞《しょうもん》の舎利弗に対して、釈尊（セルフ）は仏に成ることができるという記別《きべつ》（約束）を与えます。声聞が成仏できるという事実をもって、万人が成仏できるということを現実にしていくのです。舎利弗は、他の人々も理解できるように説いてほしいと希望し、釈尊は三車火宅《さんしゃかたく》の譬喩を説きます。

この譬喩において、広大な邸宅は人格の全体を象徴しています。そこに起こった火災は、情動の爆発でもあります。一方では、人格の変容をもたらす錬金術《れんきんじゅつ》の最初の段階において、すべてが焼き尽くされ一掃《いっそう》されるニグレド（黒化）の状態とも言えます。中にいる子どもたちは、自我の未来の可能性です。

長者である老賢者《ろうけんじゃ》が、火事なので外へ出るように言っても聞こうとしません。長者は、子どもたちが前から希望していた三つの車を門の外に用意したから外に出るように方便を言います。

羊車《ようしゃ》は、性欲と食欲だけで生きている牡羊《おひつじ》のような欲望を満たすもの。鹿車《ろくしゃ》は、現実を超えた向こうの世界への道を指し示すガイド。牛車《ごしゃ》は豊饒性《ほうじょうせい》をもたらすポジティブな太母《たいぼ》（グレートマザー）。子どもたちは願っているものを求めて外に出て焼死を免れます。長者が子どもたちに与えてくれたものは、思ってもみなかったすばらしい大白牛車《だいびゃくごしゃ》であり、セルフを象徴しています。自我の未来の可能性は、さまざまな欲望を求め、情動に焼き払われそうになりますが、老賢者が、本当に求めるものはセルフであり自己実現の過程であることを示してくれるということです。

法華経ではこの譬喩で、自分自身の内にある仏（仏界）を求めることによって万人が仏になれるということを説いていますが、ユング心理学的に言えばセルフを求める自己実現の過程ということができるでしょう。

信解品《しんげほん》第四（第4章）

その時、尊者《そんじゃ》の須菩提《しゅぼだい》と摩訶迦旃延《まかかせんねん》と摩訶迦葉《まかかしょう》と摩訶目揵連《まかもっけんれん》（四大声聞《しだいしょうもん》）は、仏から聞いたところの未だかつてない法と、世尊が舎利弗《しゃりほつ》に最高な完全な悟りを受けるであろうとの予言を授けたことに、喜び、おどりあがって、一心に合掌し、世尊《せそん》のお顔をじっと見あげて、長者窮子《ちょうじゃぐうじ》の譬喩を説き領解《りょうげ》を述べた。

長者の子が幼年で家出し、他国に住むこと五十余年。やがて困窮して、あちこちに衣食を求め、次第に本国に向かう。財産のあふれるほどの長者は、子を求めて、ある城に泊まる。たまたまその城に来た子を見て、わが子であることを知る。一方、父を知らない子は、父を見てもそれが判らず、かえって父―長者のはなやかさに恐れをいだいて走り去る。父は使者をやってとらえさせると、子はびっくりして地に倒れてしまう。そこでわが子であることをかくして、二人の使いに、子を使用人としてつれてこさせる。子は掃除人として長者の家ではたらき、二十年勤める間に、長者と馴《な》れ親しむ。やがて長者が病に倒れると、子に財産を管理させる。臨終に際して、長者は親族・国王・大臣などを集めて、その前でこれがわが子であり、すべての財産をゆずる旨《むね》を語る。


ここに出てくる四人の声聞は、舎利弗《しゃりほつ》よりも智慧の低い声聞であり、最高ではないものの高い自我の智慧を象徴しています。高い自我の智慧（四大声聞《しだいしょうもん》）は、最高の自我の智慧がセルフに近づき自己実現できる（成仏できる）と聞いて歓喜し、自分たちの理解したことを長者窮子《ちょうじゃぐうじ》の譬喩をもってセルフに述べます。

この譬喩において長者はセルフ、子は自我を象徴しています。人生の前半で自我はセルフから遠く離れ、世間での栄華栄達《えいがえいたつ》を目指して彷徨《さまよ》います。そして五十年目にまたセルフと出会い、人生の後半の心の仕事に取り組まざるをえなくなります。しかし、自我はセルフに怖れをなしてしまいます。そこで、自我が受け入れられる範囲内で、徐々に自己実現の過程が進行していくことになります。子どもに遣《つか》わされた使者は、セルフから自我へのメッセンジャーです。初めは、自我はセルフの使用人として掃除を行います。心の中の掃除を行っていると言えるでしょう。二十年かけて自己実現の過程が進み、自我はさまざまなコンプレックスや元型《げんけい》を統合して境涯《きょうがい》を広げていき、やがてセルフの跡継ぎとなり、セルフの智慧である財宝をゆずられます。「無上の宝珠《ほうじゅ》は求めざるに自《おのずか》ら得たればなり」と、求めなくても万人に仏の命（仏界《ぶっかい》）がそなわっていることを法華経では説いていますが、ユング心理学的に言えばもともと私たちの心にはセルフがそなわっていると言えます。

薬草喩品《やくそうゆほん》第五（第5章）

その時、世尊《せそん》は、摩訶迦葉《まかかしょう》および多くの大弟子の領解《りょうげ》を称賛し、三草二木《さんそうにもく》の譬喩を説いた。

世界中の山川《さんせん》・渓谷《けいこく》・土地に生ずる草木・叢林《そうりん》・薬草は、多種多様であり、名前も形もちがう。しかし雲は一様《いちよう》に世界をおおい、同じように雨を降らす。それによって草木は、大・中・小それぞれのうるおいを受け、生長し、花が開き、実が熟する。同じところに同じ雨が降っても、しかも草木はそれぞれ異なって受けとる。

セルフ（釈尊）は高い自我の智慧（四大声聞）の理解を称賛し、三草二木《さんそうにもく》の譬喩を説きました。この譬喩において、雨雲は豊饒《ほうじょう》をもたらす天の活動で、セルフを象徴します。三草二木は各人の自我人格であり、大樹から小草までさまざまです。雨は天の恵《めぐ》み、セルフの恵みを表します。集合的無意識はすべての人類に時間と空間を超えて共通に存在していて、セルフも集合的無意識と深く関わっています。セルフの恵みは平等でも、各人の自我人格の度量によって受け取る量は異なります。

授記品《じゅきほん》第六（第６章）

世尊《せそん》は、多くの大勢の集まりに告げて、次のような言葉をとなえたもうた。

「わたくしのこの弟子の摩訶迦葉《まかかしょう》は、未来の世界において、光明如来《こうみょうにょらい》という仏に成れるであろう。この須菩提《しゅぼだい》は、未来の世代において名相如来《みょうそうにょらい》と名のることができるであろう。

この大迦旃延《だいかせんねん》は、来るべき世代において必ず閻浮那提金光如来《えんぶなだいこんこうにょらい》と成ることができる。この大目揵連《だいもっけんれん》は、必ず多摩羅跋栴檀香如来《たまらばっせんだんこうにょらい》と成ることができる。」

セルフは、四大声聞（高い自我の智慧）たちが自己実現できるという約束・記別《きべつ》を与えます。

化城喩品《けじょうゆほん》第七（第7章）

仏は多くの比丘《びく》に告げられた。

「むかし、過去の無量・無辺・不可思議の数えきれない劫《こう》という非常に長い年数の昔に、大通智勝仏《だいつうちしょうぶつ》がおられた。かの仏が涅槃《ねはん》を得られて以来、はなはだ久遠であった。どのくらい永遠であったかといえば、たとえば、全宇宙のあらゆる地を磨《す》って、これをもって墨《すみ》とし、東方の千の国土を過ぎたところに一つの点として置く。その大きさはごく小さい塵《ちり》のようである。また千の国土を過ぎて、また一つの点として置く。このように次々と繰り返して地でつくった墨を尽くそうとするがごとくである。多くの比丘たちよ、この人がこれまでに通り過ぎた国土のうち、あるいは点を下したのと、点を下さなかったのとを、すべて磨りつぶして塵となして、その一つの塵を一劫（計りがたい長遠な時間）としてみたところで、かの仏が涅槃を得られてより以来、またこの数を超越することが、無量・無辺・百千万億の数えきれない劫にわたっている。

ところで、その仏が未だに出家なさらなかった時、十六人の王子がいた。王子たちは父が最高の完全な悟りを完成して仏と成ることができたと聞いて、仏のところへ出かけて行った。そこで、かの仏は、二万劫という長い年数を過ぎおわってのちに、この大乗経典である妙法蓮華経・菩薩に教える法・仏に護《まも》り念ぜられるものという名前の経典をお説きになられた。この経をお説きになられ終わった時に、十六人の王子は、最高な完全な悟りを得た。十六人のうち第十六番目はわたくし釈迦牟尼仏《しゃかむにぶつ》であって、この娑婆《しゃば》国土において、最高の完全な悟りを成就《じょうじゅ》した。多くの比丘たちよ、わたくしはまだ悟りを得る前に、無量百千万億のガンジス河の砂の数にも等しいほど多数の生あるものを教化《きょうけ》した。そのとき教化した無量のガンジス河の砂の数に等しいほど多数の生あるものとは、おまえたち多くの比丘と声聞《しょうもん》の弟子である。

世界には二つの乗りもの（声聞・縁覚《えんかく》の二乗《にじょう》）があって済度《さいど》されることができるというものではなく、ただ一仏乗《いちぶつじょう》という乗りものをもってのみ、済度されることができるのである。」

釈尊は、化城宝処《けじょうほうしょ》の譬喩（第2章⑷③の2に詳述）を説いた。「それは、かの悪道を行くひとびとの指導者が、そこにとどまり休息するためのゆえに、大きな城を神通力《じんつうりき》でつくり、すでにそこで休息しおわったと知ると、ひとびとに告げて、『宝の場所は近くにある。この城は真実ではない。わたくしが神通力をもってつくり出したにすぎない』というのと同様である。」

ここでは、仏法の広大な宇宙観、雄大な時間観が説かれています。その譬喩として、宇宙全体を磨《す》り潰《つぶ》して、そのうちの一つの塵《ちり》を千の世界を通り過ぎるごとに一つずつ落とし、これを繰り返してすべて落とし尽くします。その後で、さらにスケールがもう一ランク上がり、今まで通り過ぎたすべての世界を磨り潰します。そのうちの一つの塵を一劫《いっこう》と見立てます。一劫とは、銀河やアンドロメダ星雲などが発生してから生滅するまでの時間です。計りがたい長遠な時間の単位です。そして、すべての塵の数に超過する劫という雄大な時間が、大通智勝仏《だいつうちしょうぶつ》という仮の仏が成仏してから現在まで経過しているというのです。

大通智勝仏には十六人の王子がおり、王子たちは父である仏が説く妙法蓮華経すなわち宇宙一切根源の法則を聞き、成仏しました。ユング心理学的には四は全体性を表す重要な数ですが、十六は四の二乗であり、全体性の二乗という全体性の極限です。その十六番目の王子が、現在の釈尊《しゃくそん》であり、成仏してから今まで長遠な時間にわたり説法して人々を救済してきました。つまり、セルフである仏が存在してきた長遠な時間が示されています。この時間は、自我の考えではとても及ばないほど長遠ですが、イメージできるという点でまだ法華経の後半に説かれる永遠の時間（久遠）には及びません。

さらに声聞《しょうもん》・縁覚《えんかく》という二乗になること、現実社会での成功により救済されるのではなく、あくまで仏に成る・自己実現することにより救済されるということをセルフ（釈尊）は再度説いています。そして、仮の教えと真の教えの違いについて化城宝処《けじょうほうしょ》の譬喩を用いて示しています。

五百弟子受記品第八《ごひゃくでしじゅきほん》（第8章）

その時、富楼那弥多羅尼子《ふるなみたらにし》は、仏からこの智慧の教化《きょうけ》の方法による、相手にふさわしい説法を聞き、未だかつてない思いを得、心は、浄《きよ》くおどりあがった。そこで、仏は多くの比丘《びく》にお告げになられた。

「富楼那は、必ずやこの国土において、最高の完全な悟りを得て法明如来《ほうみょうにょらい》と成るにちがいない。また、この千二百人の聖者に、わたくしはいままさにまのあたり、順を追って、最高の完全な悟りを得るであろうという予言をあたえ授けよう。五百人の弟子である優楼頻螺迦葉《うるびんらかしょう》などは、普明如来《ふみょうにょらい》と成り、必ずや最高の完全な悟りを得るにちがいない。」と。

その時、五百人の聖者は、仏の前において未来に仏となるという予言を受けることができて、大いに喜び、おどりあがって、衣裏繋珠《えりけいじゅ》の譬喩（第2章⑷③の3に詳述）を説いて領《りょう》解《げ》を述べた。「ある人が酒に酔って眠ってしまったあいだに、親友が無上の価《あたい》の宝の珠《たま》を、その人の衣《ころも》の裏に縫《ぬ》いこんで、その衣をあたえて去っていったとしよう。やがて再会した親友は、つぎのようにいった。『無上の価の宝の珠を、おまえの衣の裏に縫いこんでおいてやったのである。それがいまもなおお現にある。それなのに、おまえはそれを知らないで、苦労し、憂《うれ》い悩んで、そうして自分で生きて行こうと求めている。これは非常におろかなことだ。』」

セルフはこの後、心のさまざまな部分が自己実現できるという記別《きべつ》を与えていきます。セルフを中心に据《す》えて、心のさまざまな部分が調和・統合されるということです。そして、セルフは人々が気づく気づかないにかかわらず、もともと心の奥深くに存在していることを衣裏繋珠《えりけいじゅ》の譬喩によって示すのです。

授学無学人記品第九《じゅがくむがくにんきほん》（第9章）

その時、仏は阿難《あなん》と羅睺羅《らごら》に、来世において仏に成ることができると告げられた。そして、仏は阿難に告げられた。

「阿難よ、この学修中のもの・すでに学修を終えたもの二千人は、必ずや各々宝相如来《ほうそうにょらい》と成ることができるであろう。」


心のさまざまな部分が自己実現できるという約束・記別が続いていきます。

法師品《ほっしほん》第十（第10章）

その時、世尊《せそん》は薬王菩薩《やくおうぼさつ》を直接の相手として、八万の菩薩に告げられた。

「薬王よ、ここに集まっている大勢のもので、仏の前において、妙法華経のひとつの詩・ひとつの句を聞いて、たとえ一念でも随従《ずいじゅう》して喜ぶものがあれば、必ずや最高の完全なる悟りを得るにちがいない。」

仏は薬王菩薩に告げられた。

「薬王よ、いまなんじに告げる。『わたくしが説いてきた多くの経がある。しかもこの経の中で、法華経は最も第一である』と。わたくしが説くところの経典は、その数は無量千万億もあって、それには、これまでにすでに説いたものと、今説いているものと、これからのちに説くであろうものとがある。しかもそれらの中で、今説いているこの法華経は、最もこれ信じ難《がた》く、理解し難いものである。薬王よ、この経典は、これは多くの仏の秘密でありしかも要点をとらえた蔵《ぞう》であり、多くの仏・世尊が守護したもうたところであったから、昔から今日まで、未だかつてあらわに説かなかったのである。しかもこの経は、如《にょ》来《らい》がおられる現在でさえ、なお怨《うら》み嫉《ねた》まれるところが多い。いわんや如来が入滅した後においては、なおさらのことである。薬王よ、もしも如来が入滅した後に、四衆《ししゅ》のために、この法華経を説こうと欲するならば、如来の室《しつ》に入り、如来の衣《ころも》を着て、如来の座《ざ》に坐《すわ》って、広くこの経を説くべきである。以上のべたところで、如来の室というのは、すべての生あるものの中の大慈悲心をいうのである。如来の衣というのは柔和《にゅうわ》な忍耐の心をいうのである。如来の座というのは、一切法の空《くう》（実体がなく、とらわれのないこと）をいうのである。」

ここからは、セルフは菩薩《ぼさつ》に対して説法していきます。菩薩とは利他《りた》の心を象徴しており、セルフの智慧に接近していきます。ここで、法華経こそが最第一の経典であり、セルフ（釈尊）が過去・現在・未来に説く経典の中で最も深遠で、自我の理解が及び難いと述べています。そのため、セルフが健在な現在においてすら、この法華経を説こうとすると嫉《ねた》み怨《うら》まれます。

ましてやセルフが目の前から見えなくなる時（釈尊の入滅後）においては、なおさらであると述べられています。

自我が利他に励み、宇宙一切根源の法則である妙法蓮華経を説く時には、セルフの部屋に入り、セルフの衣《ころも》を着て、セルフの座に坐《すわ》ったつもりで、大慈悲心をもって忍耐強く説くべきであるといいます。

見宝塔品《けんほうとうほん》第十一（第11章）

その時、仏の前に七種の宝でできた塔があった。それは高さ五百ヨジャーナ（一ヨジャーナ≒七キロメートル）、縦も幅も二百五十ヨジャーナあり、地面より湧《わ》き出てきて、空中にとどまっていた。

その時、宝塔《ほうとう》の中から大音声《だいおんじょう》が出て感嘆して言う。

「すばらしい。すばらしい。釈迦牟尼世尊《しゃかむにせそん》は、よく平等の偉大な智慧である妙法華経をもって、大勢のものたちのために説法された。そのとおりである。そのとおりである。釈迦牟尼世尊よ、説かれるところは、みなこれ真実である」と。

そこで、仏は大楽説菩薩《だいぎょうせつぼさつ》に告げられた。

「この宝塔の中には、過去の昔に大誓願をおこされた多宝如来《たほうにょらい》がおられるのだ。大楽説よ、いま多宝如来の塔は、法華経を説くのを聞かんがために、地面より湧き出してきて、ほめたたえて、『すばらしいことだ。すばらしいことだ』と言われるのである」と。

この時、大楽説菩薩は、仏に申しあげて言った。

「世尊《せそん》よ、わたくしたちは、どうか願わくは、この仏のお身体を拝見したいと思います」と。

仏は大楽説菩薩に告げられた。

「この多宝仏の身体を示すために、わたくしの分身の多くの仏たちでいま十方世界にあって説法したもうものたちを、まさに一カ処に集めなければならない」と。

その時に、三度にわたって、娑婆《しゃば》世界は即座に変化して清浄となり、瑠璃《るり》を地面となし、宝の樹でおごそかに飾られた。

その時、釈迦牟尼仏は、分身していったところの多くの仏が、ことごとくすでに集まって来て、各々が獅子座《ししざ》に坐したのを御覧になられて、ただちに座から起《た》ちあがり、空中にとどまられた。すべての四衆は、起立して、合掌し、一心に仏をじっと観たてまつる。そこで、釈迦牟尼仏は右の指をもって、七宝《しっぽう》の塔の戸を開かれた。即座に、その時、すべての集まっているものたちはみな、多宝如来が宝塔の中で獅子座に坐し、全身は散ぜず、禅《ぜん》定《じょう》に入っておられるようであるのを見た。そこで、多宝仏は、宝塔の中で、半分だけ座を分かって、釈迦牟尼仏にあたえて、このように言われた。「釈迦牟尼仏よ、この座におつきになられますように」と。直《ただ》ちに釈迦牟尼仏は、その塔の中に入り、その半分の座に坐して、両足を組む結跏趺坐《けっかふざ》をなされた。

即座に、釈迦牟尼仏は、神通力《じんつうりき》をもって、多くのそこに集まっているものたちにふれて、みな空中におきたまい、大音声をもってあまねく四衆に告げられた。

「よくこの娑婆国土において、誰が広く妙法華経を説くことができるか。いまこそ、まさしくこの時である。如来は久しくないあいだに、必ず入滅してしまうにちがいない。仏はこの妙法華経をもって委嘱《いしょく》して、のちの世にとどめておこうと欲しておられるのである」と。

そこで、世尊は、再び重ねてその意義を宣《の》べようと欲して言われた。

「多くの善男子《ぜんなんし》よ、各々ははっきりと良く考えなさい。これはまことに難事《なんじ》である。よろしく大きな誓願をおこすべきである。

多くのそれ（法華経）以外の経典は、その数がガンジス河の砂のごとく多数ある。これらを説いてもまだ難しいとなすにはたりない。

もしも須弥山《しゅみせん》を取って、他方の無数の仏国土に、投げ置こうとすることも、また未だ難しいとはしない。

もしも足の指をもって、三千大千世界を動かして、それを遠くの他国に投げることも、まだまだ難しいとはしない。

もしも有頂天《うちょうてん》（宇宙の頂点）に立って、人々のために、無量のそれ以外の経典を演説しても、それもまだまだ難しいとはしない。

たとえあるひとが手に虚空《こくう》をとらえて、そうしてあちらこちら遊行《ゆぎょう》しても、それもまた、難しいとはしない。

もしも大地を持って、足の爪の上に置いて、そうしたまま、梵天《ぼんてん》に登って行くとしても、それもいまだ難しいとはしない。

たとえ世界の破滅である劫《こう》のはじめのころに大火災がおこっている時に、乾いた草を背中に荷《にな》って行って、その火の中に入っても焼けないというのも、それもまだ難しいことはしない。

もしも八万四千という仏教全体の教えの蔵《ぞう》と、十二部経とを受持して、ひとのために演説し、多くの聴くものに、六神通《ろくじんつう》を獲得させるとしても、まだ難しいとはしない。

もしもあるひとが法を説いて、千万億の、無量無数で、ガンジス河の砂の数ほど多数の生あるものたちを、みな聖者の位を得させて、六神通をそなえさせ ても、まだ難しいとはしない。
わたくしの入滅した後において、この経を受持し尊び、悪世の中においてよくこの経を説き、みずから書いてもしくは人に書かせ、暫《しばら》くでも読み、一人のためでもこの法を説き、この経を聴いてその意義趣向を問うならば、これこそすなわち難しいとするのである。（六難《ろくなん》九易《くい》）
わたくしは仏道のために、無量の国土において、始めから今にいたるまで、広く多くの経を説いてきたけれども、しかもその中にあって、この経は第一である。もしもよくこの経を受持することがあれば、それはすなわち仏身《ぶっしん》を受持するのである。」

ここにおいて宝塔《ほうとう》が、現実世界である大地から出現します。この宝塔は人間の仏界・セルフです。宝塔は高さ三千五百キロメートル、縦と幅千七百五十キロメートルという巨大さであり、セルフのスケールの大きさを表しています。「その時に、三度にわたって、娑婆《しゃば》世界は即座に変化して清浄となり」とは、どこか別の世界に浄土・仏国土があるのではなく、この現実の娑婆世界こそ実は浄土・仏国土なのだということです。そして、「分身していったところの多くの仏が、ことごとく集まって来て」とは、外の世界に投影していたセルフ（仏）が自分自身の内に引き戻されるということです。

セルフ（釈尊）は集まったすべての人々を自分といっしょに空中に登らせます。今までの霊《りょう》鷲山会《じゅせんえ》から空中の虚空会《こくうえ》に法華経の説法の場所が移動し、これが嘱累品《ぞくるいほん》第二十二まで続きます。セルフは、すべての心の部分を同じ高さに引き上げ尊極な存在にしているとも言えるし、山中康裕氏（私信）によると現実の世界からイメージの世界に引き上げたと解釈できるといいます。

セルフの後を継いで（仏の入滅後）、妙法華経を説く難しさを六つの難しいこととして挙げ、九つの容易なことと比べています。九つの容易なことでも常人から見れば気の遠くなるような難事です。九つの容易なことは外界の仕事であり、六つの難しいことは内面の仕事です。内面の仕事をして自他ともの内にある仏を開くことが、いかに難しいかを示しています。

提婆達多品《だいばだったほん》第十二（第12章）

その時、仏は、多くの菩薩《ぼさつ》と天と人々と四衆《ししゅ》に告げられた。
「提婆達多は、無量劫《むりょうこう》という非常に長い年数をすぎて、必ずや仏となることができるにちがいない。そしてその号を天王如来《てんのうにょらい》という。」（悪人成仏）
その時、文殊師利《もんじゅしり》菩薩が、大海の娑竭羅《しゃから》竜王《りゅうおう》の宮殿から、霊鷲山《りょうじゅせん》に到達した。文殊師利は言った。

「わたくしは、海のなかでは、ただつねに妙法華経だけを宣べ説いた。娑竭羅竜王の娘は、年齢はやっと八歳であるが、その智慧はすぐれた素質があって、多くの仏が説いたところの奥深い秘密の蔵《ぞう》を、ことごとくよく受持し、多くの教えを完全に達成して、一瞬の間に、さとりへの菩提心《ぼだいしん》をおこして、よく悟りに達した」と。

竜王の娘は、忽然《こつねん》として仏の前に現れ、仏をほめたたえて言った。「すべての生あるものの類《たぐい》で、仏を尊敬しないものはない。また、竜女がさとりを成じたということは、ただ仏だけがまたはっきりと知りたもうにちがいない。」

そこで、舎利弗《しゃりほつ》は竜女に語って言った。

「あなたは、やがて間もなく、無上の仏道を得たと思うであろうけれども、このことは信ずることがむずかしい。それはなぜかといえば、女性の身体はけがれ・よごれていて、仏の教えを入れる器ではない。どうしてよく最高のさとりを得ることができようか。」と。

この時大勢集まっていたものたちは、みな、竜女が忽然の間に身体を変じて男子となり、菩薩の行を身にそなえて、直ちに南方のけがれのない世界に住《ゆ》き、宝の蓮華のうえに坐《すわ》って、一切平等の正しいさとりを成就《じょうじゅ》し、三十二相八十種好《しゅこう》があって、十方のすべての生あるものたちのために、すぐれた教えを演説するのを見た。以上のありさまを、舎利弗とすべてのそこに集まっているものたちとは、沈黙したまま、信じ受けいれた。(女人成仏《にょにんじょうぶつ》)

セルフは、提婆達多《だいばだった》という悪人も自己実現できると説きます。提婆達多とは、悪の心の象徴です。悪人成仏とは善悪不二です。この原理は単に悪を肯定するというものではありません。極善《ごくぜん》の仏にも悪の生命がそなわり、極悪《ごくあく》の提婆にも仏の生命がそなわっています。善と悪は「実体」ではなく「関係性」です。善人でも極善を妨《さまた》げればただちに悪に陥《おちい》り、悪人でも極悪と戦えばただちに善に成ります。「内なる悪」を自覚し、それを抑圧することなく、意識化して心の全体性の中に統合すること、悪に振り回されることなくコントロールしてゆくことが重要です。

また、文殊師利菩薩《もんじゅしりぼさつ》という智慧をつかさどる菩薩は、竜女《りゅうにょ》が成仏したという女人成仏を説いています。また、竜女自身も自分が「悟りを成じた（成仏した）」と言っています。竜女は、女性の心の象徴です。これに対して、自我の最高位の智慧（舎利弗《しゃりほつ》）は信じられないと言います。最高位といっても、大いなるセルフに比べれば自我はまだまだ狭小です。女人が成仏できないというのでは、万人が仏になれるという真理を否定してしまうことになります。そのため、舎利弗をはじめ女性差別の当時のインド社会に分かりやすく示すために、方便として変成男子《へんじょうなんし》して仏になるのです。あくまで根本は、女人のままの即身成仏であり、法華経以前の経典が変成男子しなければ女人成仏できないとしているのとは異なります。

勧持品《かんじほん》第十三（第13章）

セルフの後を継いで、セルフの智慧である宇宙一切根源の法則（妙法華経）を説く時、それを妨げる三種類の敵が現れます。一般人が敵になる・宗教指導者が敵になる・権力者が敵になる、という「三類の強敵《ごうてき》」です。この三類の強敵は大変な存在ですが、これを乗り越えれば必ず自己実現（仏に成る）できるのです。

安楽行品《あんらくぎょうほん》第十四（第14章）

その時、文殊師利菩薩《もんじゅしりぼさつ》は、仏に申しあげて言った。

「世尊よ、この多くの菩薩は、仏を敬順《きょうじゅん》したてまつるがゆえに、『後代の悪世《あくせ》において、この法華経を護持《ごじ》し、読誦《どくじゅ》し、説こう』と大きな誓願をおこしました。」

仏は文殊師利に告げられた。

「もしも菩薩が、後代の悪世において、この経を説こうと欲するならば、まさにつぎの四法（身《しん》・口《く》・意《い》・誓願の四安楽行《しあんらくぎょう》）に安住しなければならない。」釈尊《しゃくそん》は、髻中明珠《けいちゅうみょうじゅ》の譬喩を説いた。

たとえば、強力な転輪聖王《てんりんじょうおう》が他を圧する勢力によって多くの国を征服しようとするけれども、多くの小国の王がその命令に従わなければ、そのとき、転輪聖王はさまざまな軍隊を起こして討伐《とうばつ》に行かせるとしよう。王は戦功のある兵隊を見ると、大いに喜んで、戦功にしたがって恩賞を与え、ある場合は田や屋敷・集落・城市や村を与え、ある場合は衣服・装身具を与え、ある場合は珍しい宝物・金銀・瑠璃《るり》・硨磲《しゃこ》・碼碯《めのう》・珊瑚《さんご》・琥珀《こはく》・象や馬・乗り物・奴隷・人民を与える。ただ髻《もとどり》の中の輝く宝の玉だけは与えない。なぜならば、王だけがその頭頂にこの一つの玉があり、もしこれを与えるならば、王の多くの仲間たちがきっと大いに驚き不思議に思うからである。


智慧をつかさどる菩薩《ぼさつ》（文殊師利菩薩《もんじゅしり》）は、菩薩たち（利他《りた》の心）がセルフの後を継いで法華経を説くという決意を述べます。セルフはこれに対して安楽行《あんらくぎょう》を説きます。安楽行とは安楽な環境に安住することではありません。宇宙一切根源の法則に基づいて生き、セルフの悠々《ゆうゆう》たる大境涯《だいきょうがい》に近づいた時、どんな困難な環境に直面しても安楽な心の状態でいられるということです。セルフは髻中明珠《けいちゅうみょうじゅ》の譬喩を説きます。

この譬喩で、転輪聖王《てんりんじょうおう》はセルフ、諸《もろもろ》の小国の王は自己実現を阻《はば》む者、兵隊は自我の象徴です。人生は自己実現を阻む者との戦いです。自我の戦功に対して与えられた種々の金銀は社会的な成功で、人生の前半において獲得されます。髻《もとどり》の中の明珠はセルフの智慧です。自我が十分な準備を整えて、人生の後半の自己実現の道を本格的に歩み始めるまでは、セルフはその智慧をめったに自我に与えることはないのです。

ここまでの1章から14章で、法華経の前半「迹門《しゃくもん》」が終わります。法華経の前半では万人が仏に成れるという思想を説いています。つまり、私たちは元来、心の深層にセルフをもっており、それに気づかずに右往左往しているが、万人が自己実現の過程を歩むことができるということです。次の第15章から法華経の後半「本門」に入っていきます。

従地涌出品《じゅうじゆじゅつほん》第十五（第15章）

その時、他方の国土からやってきた多くの菩薩で、八つのガンジス河の砂の数以上のものが、大勢の集まりの中から立ち上がり、合掌し、礼拝して、仏に申しあげて言った。「世尊《せそん》よ、もしもわたくしたちに、仏が入滅した後に、この娑婆《しゃば》世界にあって、勤めて精《しょう》進《じん》努力を加えて、この法華経を護持《ごじ》し、読誦《どくじゅ》し、書写し、供養することをお許しくださるならば、まさにこの国土において、広くこれを説くでありましょう」と。

その時、仏は多くの菩薩の人々にお告げになられた。

「止《や》めよ、善男子《ぜんなんし》よ。なんじたちがこの経を護持することは必要ない。それはなぜかといえば、わが娑婆世界には、おのずから六万のガンジス河の砂の数に等しい菩薩があり、一々の菩薩には各々六万のガンジス河の砂の数に等しい従者たちがある。この多くの人々は、よくわたくしが入滅した後において、この経を護持し、読誦して、広く説くからである」と。

仏がこのことを説かれた時に、娑婆世界の三千大千の全国土は、大地がみな地震によって裂《さ》けて、その中から無量百千万億の菩薩が同時に涌《わ》き出した。この多くの菩薩は、身体がみな金色《こんじき》であり、三十二相と無量の光明《こうみょう》とがあった。彼らは以前から、ことごとくこの娑婆世界の下のこの世界の虚空中《こくうちゅう》にあってとどまっていたのである。そしてこの多くの菩薩は、釈迦牟尼仏《しゃかむにぶつ》が説かれた音声《おんじょう》を聞いて、下から現れてきたのである。この菩薩たちの中に、四人の指導者がいた。第一を上行《じょうぎょう》と名づけ、第二を無辺行《むへんぎょう》と名づけ、第三を浄行《じょうぎょう》と名づけ、第四を安立行《あんりゅうぎょう》と名づける。この四人の菩薩は、その大勢の菩薩の集まりのなかにあって、最上位の指導者であった。

その時、弥勒《みろく》菩薩は、疑っているところを、はっきりさせようと欲して、合掌して、仏に向かって、質問した。

「無量百千万億の、大勢の多くの菩薩たちは、昔から未だかつて見たことのないところであります。どうか願わくは人間の最高者よ、お説きください。これらのものたちはどこから来たのでしょうか。どんないわれがあって集まってきたのでしょうか。」

その時、釈迦牟尼仏は弥勒菩薩に告げられた。

「わたくしはいま、この大勢の集まりにおいて、なんじたちに宣《の》べ告げよう。阿逸多《あいった》（弥勒の別名）よ、この多くの大菩薩の無量・無辺で数えきれないもので地より湧き出したのは、なんじたちが昔からこれまで未だかつて見たことのないものである。わたくしはこの娑婆世界において、最高の完全な悟りを得おわって、この多くの菩薩を教化《きょうけ》し、示して指導し、その心を調えて、道に向かう意志をおこさしめた。わたくしはいま真実のことばを説こう。なんじたちよ、一心に信じなさい。わたくしは久遠《くおん》の昔からこれまで、ずっとこれらのひとびとを教化してきたのである。（略開近顕遠《りゃくかいごんけんのん》：暗《あん》に久遠実成《じつじょう》を示す）」

その時、弥勒菩薩と他方の国土からやってきた無数の多くの菩薩たちは、心に疑念を生じ、これは未だかつてないことだと、怪《あや》しんで次のように思った。

「どのようにして、世尊は短い時間のあいだに、このような無量・無辺・無数の多くの大菩薩を教化して、最高の完全な悟りにとどまらしめたもうたのであるか」と。

そこで早速、仏に申しあげて言った。

「世尊よ、如来《にょらい》は太子《たいし》であられた時に、釈迦族《しゃかぞく》の宮殿を出て、伽耶城《がやじょう》を去ることのそれほど遠くない道場に坐《すわ》って、最高の完全な悟りを成就《じょうじゅ》することがおできになりました。その時からこれまで、ようやく四十余年を経過したばかりであります。世尊よ、どのようにして、この短い時間において、大いに仏の仕事をなされたのでしょうか。世尊よ、どうか願わくは、わたくしたちのために解説して、わたくしたちの疑いを除いてくださいますように。」

まず初めの場面で、他方の国土からやってきた多くの菩薩、すなわち外の世界に投影されていて引き戻された利他《りた》の心が、セルフ（釈尊）に、セルフの後を継いで妙法華経を流布《るふ》することを許してほしいと言います。「その必要はない」とセルフは止めます。ここでも地震が起こり大地がみな裂《さ》けます。心の地殻変動が序品《じょほん》に続いて再び起き、大きく変容が起こるのです。大地の中から無量百千万億の菩薩が湧《わ》き出します。地涌《じゆ》の菩薩の登場です。大地という現実世界の中から湧き出した菩薩（利他の心）でもあり、下にある最も根源の部分から出現したとも言えます。セルフは、未来においてこの地涌の菩薩が妙法華経を説き広めると言います。これに対して未来仏である弥勒《みろく》菩薩、未来の世界での救いをもたらす心が、疑問をセルフになげかけます。セルフは「わたくしは久遠《くおん》の昔からこれまで、ずっとこれらのひとびとを教化《きょうけ》してきたのである」と暗《あん》にセルフの生命は永遠であることを示します（略開近顕遠《りゃくかいごんけんのん》）。まだ理解できない弥勒菩薩は重ねて、釈尊が成仏してから四十年しかたっていないのに、どうしてこの短い時間に無量百千万億の地涌の菩薩を教化できたのかと質問するのです。

如来寿量品第十六《にょらいじゅりょうほん》（第16章）

その時、世尊《せそん》は弥勒《みろく》をはじめとして多くの菩薩が三たび請《こ》うてやめないのを知って、彼らに告げて言われた。

「なんじたちよ、明らかに聴け、如来《にょらい》の秘密である神通《じんつう》の力を。すべての世間の天・人々および阿修羅《あしゅら》は、みな、いまの釈迦牟尼仏《しゃかむにぶつ》が釈迦族の宮殿を出て、伽耶《がや》という都城から遠くないところに去り、道場に坐《ざ》して、最高の完全な悟りを得たと思っている。

しかるに、善男子《ぜんなんし》よ、私は仏に成ってからこれまでに、なんと無量・無辺・百千万億ナユタ劫《こう》という非常に長い年月を経《へ》てきている。そのとき以来ずっと、わたくしは常にこの娑婆《しゃば》世界にあって、法を説いて教化《きょうけ》し、またよその百千万億ナユタ無数の国において、生あるものたちを導いて、利益をあたえてきたのである。（広開近顕遠《こうかいごんけんのん》）

多くの善男子よ、この中間において、わたくしは燃燈仏《ねんとうぶつ》などのことを説いたし、またそれらが入滅したとも言ってきたのである。このようなことはみな、教化の方法をもって分別して説いたのである。

多くの善男子よ、もしもある生あるものがわたくしのところにやってきた場合には、わたくしは仏眼《ぶつげん》をもって、その信（と精進《しょうじん》、念《ねん》、定《じょう》、慧《え》）などの素質がするどいか、にぶいかを観察して、ふさわしいように、それらを済度《さいど》すべきところに応じて、ところどころにおいて、みずから、異なった名前で現れて、法の年数の大小を説き、またその姿を示して、まさに入滅するであろうと言い、また種々の教化の方法をもって、精微で奥深い教えを説いて、よく生あるものたちに、歓喜の心をおこさせてきたのである。

多くの善男子よ、如来は多くの生あるものたちが、卑小《ひしょう》な法を願っており、福徳が薄く、けがれが重いのを見た場合には、これらのひとびとのために、わたくしは若い時に出家して、最高の完全な悟りを得たと説くのである。しかしながら、実際には、わたくしは仏と成ってからこれまで、久遠である。ただ教化の方法として、生あるものたちを教化して、仏道に入らせんがために、このような説をなしたのである。

もしも如来は常に世の中におられて滅しないと見れば、その場合にはおごり、ほしいままな心をおこして、怠《おこた》り、なまける心を懐《いだ》き、仏にはなかなか会うことが難しいという思いと、仏を恭敬《くぎょう》する心を生ずることができないであろう。このゆえに、如来は、教化の方法を講じて、『比丘《びく》よ、必ず知らなければならない。多くの仏がこの世に出現するのに出《で》遭《あ》い得るということは難しい』と説くのである。」釈尊は、良医病子《ろういびょうし》の譬喩を説いた。
非常にすぐれた良医がおり、かれに大勢の子どもがいる。良医が外国へ出かけたあと、子供たちは毒薬をのんで苦しみ悶《もだ》える。そのなかに、本心を失ってしまったものと、本心を失わなかったものがある。父が帰ってきて、良い薬を処方《しょほう》してかれらにあたえる。本心を失わなかったものは、すぐにそれをのんで、病がなおる。しかし本心を失ってしまったものは、その薬の色や香りから、どうしてもそれを飲もうとしない。そこで、父はここに良薬を置いておくといいのこして、また外国へ行き、使者をやって、「おまえの父は死んでしまった」と告げさせる。子どもたちは大いに悲しみ、やっと本心がめざめて、その薬を飲み、毒の病から救われた。子どもたちがすっかり元気になってから、父は帰ってきて、あのようないつわりをいわせたのも、方便によって子どもたちを救うためであったと説明する。

如来寿量品は、法華経の後半「本門」の中心になる章です。如来・仏の寿命を量《はか》る章です。セルフは「私は仏に成ってからこれまでに、なんと無量・無辺・百千万億ナユタ劫《こう》という非常に長い月日を経てきている」と、仏の生命が永遠であることを広くはっきりと説いています

（広開近顕遠《こうかいごんけんのん》）。それに加えて、「そのとき以来ずっと、わたくしは常にこの娑婆《しゃば》世界にあって、法を説いて教化《きょうけ》し」てきたと、この現実の娑婆世界こそ永遠の仏が常に住んでいる世界であると説いています。これまで、忌《い》み嫌われてきたこの現実世界こそ、実は仏国土なのだということです。釈尊のみならず、すべての人々が久遠の昔から仏であったことが説かれています。セルフは時間と空間を超えて、すべての人々の心の一番深いところに永遠に存在しています。このことをさらに、良医病子《ろういびょうし》の譬喩で説いています。

この譬喩で、子どもたちは未熟な自我のさまざまな部分、子どもたちの父である良医はセルフ、毒薬は衝動・欲望、良薬はセルフの智慧を象徴しています。本心を失わなかった、まだ冷静な判断を完全には失わなかった自我の部分はセルフの智慧を取り入れることができます。本心を失ってしまった、衝動・欲望に支配されて冷静な判断を失ってしまった自我の部分はどうしてもセルフの智慧を取り入れようとしません。そこで父であるセルフは遠く去り、「セルフは死んだ」と方便を自我に伝えます。自我は大いに悲しみ、やっと冷静な判断を取り戻してセルフの智慧を取り入れ、衝動・欲望の支配から抜け出し元気になります。父は帰ってきて、セルフが滅したというのは方便で、実はセルフは無始無終永遠に存在していることを明かします。

法華経の後半では仏の命が無始無終永遠であることが説かれますが、これはセルフがすべての人類に共通して時間と空間を超えて存在していることを示していると言えるでしょう。

分別功徳品《ふんべつくどくほん》第十七（第17章）

未来仏である弥勒《みろく》菩薩は、仏の生命は永遠であるということを理解・分別し、功徳を得ました。功徳とは、決して他から与えられるものではなく、自分自身の振る舞いに備わっているものです。未来の救済を司《つかさど》る利他《りた》の心が、セルフが時間と空間を超えた永遠の存在であることを深く理解し、功徳を得たのです。

随喜功徳品《ずいきくどくほん》第十八（第18章）

宇宙一切根源の法則である妙法華経を聞いて、歓喜すれば功徳があります。しかも最初に歓喜した人の話を二番目の人が聞いて歓喜し、さらに二番目の歓喜した人の話を三番目の人が聞いて歓喜し……これを繰り返して五十番目の人が歓喜する功徳であっても、無量・無辺・無数であるとセルフは説きます。

法師功徳品《ほっしくどくほん》第十九（第19章）

妙法華経を受持し、読み、誦《じゅ》し、説き、書写する人（法師）は、眼・耳・鼻・舌・身・意の六根、すなわち九識論における私たちの感覚機能と意識が清浄となる功徳を得るということです。

常不軽菩薩品《じょうふきょうぼさつほん》第二十（第20章）

その時、仏は得大勢菩薩《とくだいせいぼさつ》に告げられた。

「なんじよ、今まさに知るべきである。あるいは比丘《びく》・比丘尼《に》・在家の男性信者・在家の女性信者があって法華経を受持しているものを、もし悪口を言ったり、罵《ののし》ったり、謗《そし》ったりすることがあるならば、そのひとは大きな罪の報いを得る。反対に、法華経を受持するものが得る功徳は、眼・耳・鼻・舌・身・意が清浄となるであろう。

得大勢よ、かつてずっと昔に、無量・無辺・不可思議の無数の劫《こう》という非常に長い年数がたつ前に、仏がおられた。威音王如来《いおんのうにょらい》という名前であった。最初の威音王如来がすでに入滅されて、正しい法が滅して後に、正しいのに似た法がおこなわれている時において、おごり高ぶる高慢《こうまん》な比丘が大勢力をもっていた。その時ひとりの菩薩の比丘があった。名を常不軽といった。この比丘は、およそなんでも見るところがあれば、あるいは比丘でも比丘尼でも、在家の男性信者でも、在家の女性信者でも、みなことごとく礼拝しほめたたえて、次のようなことばをなした。

『わたくしは深くあなたがたを敬う。あえて軽んじたり、わたくしが高慢になったりしない。それはなぜかといえば、あなたがたはみな菩薩の道を行じて、必ずや仏となることができるはずであるからである。』

しかもこの比丘は、経典を読誦《どくじゅ》することだけを専《もっぱ》らにしているのではなくて、ただ礼拝《らいはい》ばかりを行じていた。たまたま遠くに四衆《ししゅ》を見ても、またわざわざ出かけて行って礼拝し、ほめたたえた。四衆の中には、怒り・にくしみのこころをおこし、心が浄らかでないものがあって、彼に対して悪口をいい、罵った。なかには多くのひとびとが、あるいは杖《つえ》や木や瓦《かわら》や石で、これを打ちたたけば、そこから避けて走り、遠くの方にとどまって、なお声高くとなえていった。『あなたはまさに必ず仏と成るでしょう。』

得大勢よ、心においてどのように考えるか。その時の常不軽菩薩は、すなわちわたくしがこれである。わたくしは過去の仏のもとにおいて、この経を受持し、読誦し、他人のために説いてきたがゆえに、すみやかに最高の完全な悟りを得たのである。

かのときの四衆である比丘・比丘尼・在家の男性信者・在家の女性信者は、怒りとにくしみの心をもって、わたくしを軽《かろ》んじて賤《いや》しめたがゆえに、二百万億劫もの長い間、つねに仏にお会いすることがなく、法を聞くこともなく、教団を見ることもなくて、千劫のあいだ、阿鼻《あび》地獄において大苦悩を受けたのである。この罪を終えることがおわって、また常不軽菩薩が最高の完全な悟りに向かって教化することに会うことができたのである。」

常不軽菩薩こそ、まさに法華経の行者・実践者の本質を現しています。法華経の行者とは、宇宙一切根源の法則に基づいて生きていこうとする心を象徴しています。常不軽菩薩はすべての人々を仏として敬いました。たとえ、悪口を言われ、罵《ののし》られ、杖木《じょうもく》で打たれ、瓦石《がしゃく》を投げられてもやめませんでした。人類は皆、仏として平等であるという真理をもって人々を礼拝し続けました。すべての人の心の深層には大いなるセルフが存在しており、すべての人々は集合的無意識の層で繋《つな》がっていて、根本的に尊極の平等な存在です。偏狭《へんきょう》に凝《こ》り固まってしまっている自我はこの真理が理解できず、かえってそれを説く利他《りた》の心（常不軽菩薩）を攻撃してしまいます。それでも、自我の奥深くにあるセルフを敬い続けるのが法華経の行者です。

如来神力品第二十一《にょらいじんりきほん》（第21章）

釈尊《しゃくそん》はまず十種の大神力《だいじんつう》を示します。舌を出すのは、嘘を言わないという象徴です。舌が広いのは、すべての人々を広く救えることを表します。舌が天にもとどくほど長いのは、永遠の長きにわたるということです。全身の毛孔《けあな》から光が出るのは、人格の輝きを象徴しています。そしてセルフ（釈尊）は、現実世界から湧《わ》き出てきた上行《じょうぎょう》菩薩《ぼさつ》等の地涌《じゆ》の菩薩に対して、宇宙一切根源の法則である妙法華経の流布《るふ》を委嘱《いしょく》する儀式を行うのです。実はこの上行菩薩も久遠《くおん》実成《じつじょう》の釈尊も、セルフの二つの側面を表しています。上行菩薩はセルフを現実世界に現す自己実現の原因、久遠実成の釈尊は自己実現の結果なのです。

嘱累品第二十二《ぞくるいほん》（第22章）

セルフ（釈尊）は、すべての利他《りた》の心（すべての菩薩）に宇宙一切根源の法則（妙法華経）の流布を委嘱します。そして菩薩たちは、各々の世界に還っていきます。宇宙一切根源の法則をもって救済をする利他の心が、人格全体の隅々まで行きわたっていきます。ここで虚空会《こくうえ》は終了し、霊鷲山会《りょうじゅせんえ》に戻ってきます。イメージの世界から現実の世界に戻ってくるのです。次の章から、仏界を胸中に持ったさまざまな菩薩たちが、現実社会の中で活躍していきます。薬王《やくおう》菩薩は医療者、妙音《みょうおん》菩薩は芸術家、普賢《ふげん》菩薩は学者（学術者）の利他の心を象徴しています。

薬王菩薩本事品《やくおうぼさつほんじほん》第二十三（第23章）

薬王菩薩は医療者、自分自身の中にある病苦を癒《いや》す働きです。本事とは由来であり、薬王菩薩の由来が説かれています。薬王菩薩の過去世の姿である一切衆生喜見菩薩《いっさいしゅじょうきけんぼさつ》による焼身供養とは、智慧の光で煩悩《ぼんのう》の身を焼いて仏の光を出すことを表しています。法華経は諸仏典の中の王（最高の教え）であり、セルフの後を継いで、未来（後の五百歳）において世界中（閻浮提《えんぶだい》全体）に広く宣言し、流布《るふ》すべきであると述べています。

妙音菩薩品《みょうおんぼさつほん》第二十四（第24章）

妙音菩薩とは芸術家、特に音楽家であり、宇宙のリズムと共鳴した自分自身の生命のリズムを表します。現実社会においてそれが活躍していきます。

観世音菩薩普門品《かんぜおんぼさつふもんほん》第二十五（第25章）

観世音とは、世の中のあらゆる音（悩みの音声）を観ずることです。普門とは、あまねく開かれた門、だれでも入れる門です。観世音菩薩はグレートマザーを象徴し、自分自身の中にある限りない慈愛で守る働きを表します。すべての人に対する、グレートマザーによる守りが説かれているのです。

陀羅尼品《だらにほん》第二十六（第26章）

陀羅尼とは呪文《じゅもん》ですが、仏と仏だけの秘密の言葉である宇宙一切根源の法則を表します。仏の真実の言葉が「真言」です。魔術めいた、あやしげな呪文ではありません。宇宙の大エネルギーを注ぎ込んである言葉によって守られることが説かれています。

妙《みょう》荘《しょう》厳《ごん》王《のう》本《ほん》事《じ》品《ほん》第二十七（第27章）

その時、仏は多くの集まっている大勢のものたちに告げられた。

「ずっとずっと昔に、仏がおられた。雲雷音宿王華智如来《うんらいおんしゅくおうけちにょらい》というお名前であった。かの仏の法のなかに、王があり、妙荘厳と名づけ、その王の夫人の名を浄徳《じょうとく》といった。二人の子どもがあり、一人を浄蔵《じょうぞう》と名づけ、二人目を浄眼《じょうげん》と名づけた。二人の子どもは、その父を思うがゆえに、虚空《こくう》にのぼって行って高さ七多羅樹《しちたらじゅ》のところにあって、種々の神通変化《じんつうへんげ》を現した。このような種々の神通変化を現して、その父王をして心を清浄にし、信じ理解させたのであった。

ここにおいて、二人の子は父母に申しあげて言った。

『すばらしいことであります。父母よ。どうか願わくはときに雲雷音宿王華智仏のところにいたり、親しくまみえて供養なさいますように。それはなぜかといいますと、仏にお会いすることを得ることが難しいのは、優曇波羅《うどんばら》の花のようであり、また（百年に一度水面に出てくる）一眼の亀がたまたま浮かんでいる木の孔《あな》に出あうがごとく、まったくまれなことだからであります。それなのにわたくしたちは過去世に積んできた福徳が深く厚かったので、生まれて仏に会うことができました。』

その時、かの仏は、王のために法を説き、示し、教え、利益《りやく》をあたえ、喜ばしめたので、王は大いに歓悦《かんえつ》した。

雲雷音宿王華智仏は、告げて言われた。

『この王はわたくしの法のなかにおいて、まさに仏となることができるであろう。その仏を娑羅樹王《しゃらじゅおう》と名づけよう。』」


妙荘厳王は妙法の功徳で荘厳した王、集合的意識を統治する心、現実社会での成功を象徴しています。この王の二人の子どもは、心の中の未来の可能性を表します。この子らが種々の神通変化を現す、すなわち変容した姿を父王に示します。父王は心が清浄になって、仏であるセルフのところにいたり供養します。現実社会での成功者が、心の深層の大いなるセルフに開かれるのです。セルフに出会えることが、いかに難く稀《まれ》なことであるかを、千年に一度咲く優曇《うどん》波羅《ばら》の花と、一眼の亀が百年に一度水面に出てきた瞬間に浮き木の孔《あな》に出会うという譬えを用いて説いています。そしてセルフは、現実社会での成功者がそれをはるかに超えて、自己実現できると述べています。

普賢菩薩勧発品第二十八《ふげんぼさつかんぼつほん》（第28章）

その時、普賢菩薩は、自由自在な神通力《じんつうりき》と威徳《いとく》と名聞《みょうもん》とをもちいて、大菩薩の数の無量・無辺・不可称数《ふかしょうしゅ》のものたちとともに、東方からやってきた。

そこで普賢菩薩は仏に申しあげて言った。

「世尊《せそん》よ、後の五百年間の濁った悪の世の中において、この経典を受持するものがあるならば、わたくしはまさにそのものを守護して、その衰《おとろ》えや患《わずら》いを取り除き、安穏《あんのん》であることを得させるようにいたしましょう。」

その時、釈迦牟尼仏《しゃかむにぶつ》はほめていわれた。

「普賢よ、もしもこの経典を受持するものを見たならば、必ずまさに起《た》ちあがって、遠くまで出迎えるべきことは、まさに仏を敬うがごとくにすべきである。」

仏がこの経を説かれたときに、普賢などの多くの菩薩と、舎利弗《しゃりほつ》などの多くの声聞《しょうもん》と、および多くの天・竜・人間・人間以外のものなどすべての大勢の集まりは、みな大いに歓喜し、仏のことばを受持して、礼拝《らいはい》をして、去って行った。

普賢とは、あまねく賢くすることです。普賢菩薩とは、学者の利他《りた》の心、一切の人の智慧を開かせる働きを象徴します。現実社会においてこの働きが機能し、法華経の行者が守られることが説かれます。セルフ（釈尊）の「もしもこの経典を受持するものを見たならば、必ずまさに起ちあがって、遠くまで出迎えるべきことは、まさに仏を敬うがごとくにすべきである。」という言葉は、法華経全体を一文に要約しており、法華経の行者・実践者は仏であるということです。最後の「すべての大勢の集まりは、みな大いに歓喜し、仏のことばを受持して、礼拝して、去って行った。」という文は、法華経の説法の場に集まった心のすべての部分が、宇宙一切根源の法則を持って、大宇宙のあらゆるところで活躍するべく去って行ったことを表しています。

(3) まとめ

仏法における仏とはなにか？ それは、現実社会とは離れた極楽浄土《ごくらくじょうど》にいる、自分の外にいる超越的存在では決してありません。仏とは人間の内にある仏界《ぶっかい》です。これはユング心理学でいうセルフ（意識・個人的無意識・集合的無意識を含めた心全体の中心）に非常に近い概念です。セルフとは、「本来の自分自身」とも言われます。

『大智度論《だいちどろん》』では、「仏を見たてまつることを得るが故《ゆえ》に、狂は即ち正を得ることを得たり」「是《かく》の如《ごと》きの乱人は、仏を見たてまつるを得たるが故に、其《そ》の心定まるを得たり」と説いています。「狂」は精神病、「乱」は神経症等をさします。精神病である統合失調症の仏法的心理療法とは「仏を見たてまつる」、すなわち自分自身の内にある仏を見ることです。心の中心に仏・セルフが定位《ていい》することにより、心の中のポジティブな部分もネガティブな部分も全体の中に調和・統合されてゆくのが、本来の自然な心の状態です。東洋哲学や仏教の曼荼羅《まんだら》はこの構造を顕《あらわ》しています。

神経症においては、個人的無意識の中にあるコンプレックスに、自我が圧倒されています。これに対して統合失調症を含む精神病は、集合的無意識の中にある元型《げんけい》のネガティブな側面が非常に大きくなり、自我が蹂躙《じゅうりん》されている状態です。統合失調症には、集合的無意識の中にある統合失調症元型が関与していると考えられます。自我が統合失調症元型のネガティブな面に蹂躙されている状態です。

本来、統合失調症元型は中立的なものであり、中井久夫は、「私は一方では、分裂病（統合失調症）になる可能性は全人類がもっているであろうと仮定し、他方では、その重い失調形態が他の病いよりも分裂病（統合失調症）になりやすい『分裂病親和者《しんわしゃ》（統合失調症親和者）』を考える」（前掲『分裂病と人類』）と、述べています。統合失調症親和者は、狩猟採集民社会において獲物や外敵の微細《びさい》な動きを遠くから敏感《びんかん》に察知する能力に優れ、激動する社会において「世直し」のための直観的洞察《どうさつ》能力を発揮し、人類にとって意味のある存在です。仏すなわちセルフを中心に据《す》えて、統合失調症元型のネガティブな面とポジティブな面が統合され、自然な心の流れを取り戻す布置《ふち》が起こるのをじっと待つというのが仏法的心理療法です。

法華経も多くの仏教経典と同様に、「このようにわたくしは聞いた（如是我聞《にょぜがもん》）」で始まっています。これは表面的には釈尊《しゃくそん》の弟子である阿難《あなん》である「わたし（我）」が釈尊である「仏」の言葉を聞いたということです。ユング心理学的に言えば、「我」とは「自我」のことであり、

「仏」とは「セルフ」のことです。法華経の世界は、「自我」と「セルフ」との対話です。
法華経の前半では万人が仏になれるということを説いています。すなわち、一切の人々がセルフを実現できる、自己実現できるということです。法華経の後半では仏の生命は無始無終永遠であることが説かれています。これは、セルフは時間と空間を超えてすべての人の深層にもともと永遠に存在しているということです。法華経二十八品（章）ことごとくが、セルフ（仏）のことを説いているのです。

仏法・精神医学・ユング心理学を統合した統合失調症の治療は、生物・社会・心理をすべて統合し、さらにそれを超越した治療です。

仏法的には、原因（治療手段）と結果（治療結果）が同時に成し遂《と》げられるという因果倶時《ぐじ》を定め、治療全体の布置が導かれることを期待してじっと待つことになります。その上で、精神医学的治療によって、統合失調症元型のネガティブなエネルギーの緩和《かんわ》と、元型に圧倒されていた自我の強化・回復をはかります。精神科薬物療法は、統合失調症元型のネガティブなエネルギーを減少させることができます。さらに社会復帰への精神科リハビリテーション療法によって、自我は強化され、現実との良好な関係性を築くことができるようになってきます。

精神医学的治療が充分に効果を発揮し、集合的無意識との対面に耐え得るだけの自我・意識の強化がなされた上で、さらにユング派の分析《ぶんせき》療法によって、意識と集合的無意識との良好な関係、すなわち、自我と統合失調症元型との良好な関係性を築いていくことが期待できるのです。ユング派の分析療法によって、病をあらゆる面から見渡し、人生の今この時期にこの病気が起こった「病の意味」も明らかになり、病は心の全体性の中に統合されていくのです。

仏法的治療は、治療の枠組みと方向性を定め、精神医学的治療とユング心理学的治療に橋を架《か》け、統合するものです。これが、ユング心理学・精神医学・仏法に基づいた統合失調症の心理療法です。

これは長く根気の要《い》る道ですが、大切なのはじっくりと腰を据《す》えて取り組んでいくことです。統合失調症においても、山中康裕がかつて他の疾病《しっぺい》（不登校）の治療論において述べた言葉「あわてず、あせらず、あきらめず」（前掲『思春期の精神病理と治療』）を心してゆきたいと思います。

あとがき

ここに、ユング心理学・精神医学・仏法に基づいた統合失調症の心理療法を上梓《じょうし》することができました。本書で論じたことは、あくまで「試論」であり、今後さらに発展、改善させていく必要があるものだと考えています。

過去には、統合失調症の予後《よご》（最終的状態）は、完治が三分の一、慢性化して通院治療継続が三分の一、十年以上の長期入院が三分の一と言われていました。しかし、現在では精神科薬物療法と精神科リハビリテーションの発展とともに、長期入院はほとんどなくなり、通院治療継続が三分の二を占めるようになってきました。現代社会においては高血圧、糖尿病等の慢性疾患で長期入院しながら社会生活・家庭生活を送っている方々がたくさんいます。

統合失調症といえども、特別な病気としてとらえるのではなく、慢性疾患の一つとして高血圧や糖尿病と同じように上手に病状をコントロールして社会生活・家庭生活を送っていけるようにしようという考えが、医学界では主流になってきています。現在、精神科治療を受けられている方は治療者をよく信頼して、コミュニケーションをとりながら進めていっていただければと思います。

統合失調症の治療は、短期間でパッと良くなってしまうことは少なく、十分な時間をかけてじっくりと取り組み、山あり谷ありの道を希望をもって進んでいき、良くしてゆくことが大切と考えます。

仏法における菩薩行は、ユング心理学における個性化過程の理想的モデルです。その根本は天台智顗《ちぎ》が『摩訶止観《まかしかん》』に述べている、「菩薩は自分自身の病気をすでに治していますが、慈悲心のために、あえて仮の病気に苦悩するということです。菩薩は自分自身の病気を通して、他人の悩みに共感し、病気を克服した姿を示すことによって、仏法を通して病に苦しむ人々を助けるということです。」「安心の感情が病気を治すのに重要です。」ということにあります。

この一念が定まった時、因果倶時《いんがぐじ》により治療全体の布置《ふち》が導かれてきます。そして、精神医学的治療によって、自我の強化・回復をはかり、統合失調症元型《げんけい》の強大化したネガティブなエネルギーの緩和《かんわ》がはかられて、症状は改善してきます。精神医学的治療が充分に効果を発揮し、集合的無意識との対面に耐え得るだけの自我の強化がなされることが大切です。この時点では、ある程度の社会復帰が果たされてくるでしょう。さらにユング派の分析療法によって意識と集合的無意識との良好な関係を築いていくことが期待されます。そして病は心の全体性の中に統合されていくと考えられます。

最後に、筆者と治療を伴《とも》にしてきた統合失調症の方々、第三文明社の方々に心より感謝し、あとがきとさせていただきます。

二〇一三年春

前田　正

文献

American Psychiatric Association（2000）*Quick Reference to the Diagnostic Criteria from DSM-Ⅳ-TR*, APA, Washington（高橋三郎・大野裕・染矢俊幸訳　2003『ＤＳＭ-Ⅳ-ＴＲ　精神疾患の分類と診断の手引』医学書院）

Arieti, S.（1974）*Interpretation of Schizophrenia second edition*, Granada Publishing Limited, London（殿村忠彦・笠原嘉監訳　1995『精神分裂病の解釈Ⅰ・Ⅱ』みすず書房）

Benedetti, G.（1975）*Ausgewählte Aufsätze zur Schizophrenielehre*, Verlag Vandenhoeck & Ruprecht, Göttingen（馬場謙一訳　1987『精神分裂病論』みすず書房）

Blankenburg, W.（1971）*Der Verlust der natürlichen Selbstverständlichkeit*, Ferdinand Enke Verlag, Stuttgart（木村敏・岡本進・島弘嗣訳　1978『自明性の喪失――分裂病の現象学』みすず書房）

Jung, C.G.（1919）On the Problem of Psychogenesis in Mental Disease, *The Collected Works of C.G.Jung Vol. 3*, Princeton University Press, Princeton

Jung, C.G.（1958）Schizophrenia, *CW 3*, Princeton University Press, Princeton

Jung, C.G.（1939）On the Psychogenesis of Schizophrenia, *CW 3*, Princeton University Press, Priceton

Jung, C.G.（1957）Recent Thoughts on Schizophrenia, *CW 3*, Princeton University Press, Princeton

Jung, C.G.（1911-1912/1952）Symbols of Transformation, *CW 5*, Princeton University Press, Princeton （野村美紀子訳　1985 『変容の象徴』 筑摩書房）

Jung, C.G.（1938/1940）Psychology and Religion, *CW 11*, Princeton University Press,

Princeton（村本昭司訳　1989『心理学と宗教』人文書院）
Jung, C.G.（1943）The Psychology of Eastern Meditation, *CW 11*, Princeton University Press, Princeton
Jung, C.G.（1946）The Psychology of Transference, *CW 16*, Princeton University Press, Princeton（林道義・磯上恵子訳　1994『転移の心理学』みすず書房）
Jung, C.G.（1955）On the Discourses of Buddha, *CW 18*, Princeton University Press, Princeton
角野善宏（1998）『分裂病の心理療法』日本評論社
菅野博史（1993）『法華経の七つの譬喩』第三文明社
Metman, P.（1956）*The Ego in Schizophrenia; The Accessibility of Schizophrenics to*

Analytic Approaches, J. Analyt. Psychology, 1:161-176.
Metman, P.（1957）*The Ego in Schizophrenia; Types and Their Treatment under Consulting-room Conditions*, J. Analyt. Psychology, 2:51-57.
Minkowski, E.（1927/1953）*La Schizophrénie; Psychopathologie des Schizoides et Schizophrènes*, Desclée de Brouwer, Paris（村上仁訳　1954『精神分裂病』みすず書房）
宮内　勝（1994）『精神科デイケアマニュアル』金剛出版
中井久夫（1982）『分裂病と人類』東京大学出版会
中井久夫（1984）『分裂病　中井久夫著作集第一巻』岩崎学術出版社
中井久夫・山中康裕編（1978）『思春期の精神病理と治療』岩崎学術出版社

織田尚生（1990）『王権の心理学』第三文明社
竜樹著　鳩摩羅什訳（405）大智度論（真野正順訳　1935『大智度論　国訳一切経』大東出版社）
三枝充悳（1974）『法華経現代語訳』第三文明社
坂本幸男・岩本裕訳（1962）『法華経』岩波文庫（妙法蓮華経　鳩摩羅什訳　406）
Schwing, G.（1940）*Ein Weg zur Seele der Geisteskranken*, Raucher Verlag, Zürich（小川信男・船渡川佐知子訳　1966『精神病者の魂への道』みすず書房）
Sechehaye, M.（1947）*La Réalisation Symbolique*, Hans Huber, Bern（三好暁光訳　1974『分裂病の精神療法―象徴的実現への道』みすず書房）
武野俊弥（1994）『分裂病の神話――ユング心理学から見た分裂病の世界』新曜社

天台智顗（594）摩訶止観（池田魯參 1995『詳解 摩訶止観 現代語訳篇』大蔵出版社）

臺 弘編（1978）『分裂病の生活臨床』創造出版

WHO.（1992）*ICD-10. Classification of mental behavioural disorders*, WHO, Geneva（融道男等監訳 2005『ICD-10 精神および行動の障害――臨床記述と診断ガイドライン』医学書院）

山中康裕編（1984）『風景構成法 中井久夫著作集別巻1』岩崎学術出版社

や

ゆ

り

れ

ろ

へ

ほ

ま

み

む

め

も

し

き

く

け

こ

さ

索　引

【著者略歴】

前田　正（まえだ・ただし）

1960年、神奈川県横浜市生まれ。日本ユング派分析家協会（AJAJ）分析家。常葉大学健康プロデュース学部教授。医学博士、臨床心理士。横浜市立大学医学部卒業。スイス・ユング研究所の訓練・資格候補生を経て、ユング派分析家国際資格取得。精神科病院の医長、副院長を歴任。専門はユング心理学、臨床心理学、精神医学。共著に『臨床心理学入門事典』『カウンセリング辞典』などがある。

統合失調症《とうごうしっちょうしょう》の心理療法《しんりりょうほう》

——ユング心理学《しんりがく》・精神医学《せいしんいがく》・仏法《ぶっぽう》からのアプローチ

2013年 5月15日／初版第1刷発行
2013年12月20日／初版第3刷発行

著　者　前田《まえだ》　正《ただし》
発行者　大島光明
発行所　株式会社　第三文明社
東京都新宿区新宿 1-23-5
郵便番号　160-0022
電話番号　03（5269）7145（営業代表）
03（5269）7154（編集代表）
振替口座　00150-3-117823
U R L　http://www.daisanbunmei.co.jp
印刷所　文唱堂印刷株式会社
製本所　大口製本印刷株式会社

ISBN 978-4-476-09025-3